淋巴畅通有奇效

【日】大桥俊夫　著

魏海波　译

中国中医药出版社
·北京·

图书在版编目(CIP)数据

淋巴畅通有奇效/(日)大桥俊夫著;魏海波译. —北京:中国中医药出版社,2017.3(2018.3重印)

ISBN 978-7-5132-3841-0

Ⅰ.①淋… Ⅱ.①大…②魏… Ⅲ.①淋巴疾病-中西医结合-诊疗 Ⅳ.①R222.3

中国版本图书馆 CIP 数据核字(2016)第 211400 号

LYMPH WO NAGASU TO KENKOU NI NARU
Copyright © 2012 by Toshio OHHASHI
Illustrations by Yukiko YUZE
First published in Japan in 2012 by PHP Institute,Inc.
Simplified Chinese translation rights arranged with PHP Institute,Inc.
through CREEK & RIVER CO.,LTD. and CREEK & RIVER SHANGHAI CO.,LTD.
中文简体字版权专有权属中国中医药出版社所有
北京市版权局著作权登记
图字:01-2017-1112 号

中国中医药出版社出版

北京市朝阳区北三环东路 28 号易亨大厦 16 层
邮政编码   100013
传真   010 64405750
廊坊市晶艺印务有限公司印刷
各地新华书店经销

开本 880×1230   1/32   印张 6.5   字数 84 千字
2017 年 3 月第 1 版   2018 年 3 月第 2 次印刷
书号   ISBN 978-7-5132-3841-0

定价   25.00 元
网址   www.cptcm.com

如有印装质量问题请与本社出版部调换
版权专有   侵权必究

社长热线   010 64405720
购书热线   010 64065415   010 64065413
微信服务号   zgzyycbs

书店网址   csln. net/qksd/
官方微博   http://e. weibo. com/cptcm
淘宝天猫网址   http://zgzyycbs. tmall. com

了解人的身体构造可以使你

掌握健康的秘诀

我在大学的医学部负责器官控制生理学这门学科。这门学科并不是大家耳熟能详的学科，所以对于大多数人来说可能会觉得比较难。首先我先来让大家了解一下生理学到底是一门什么样的学问？

　　生理学的英文是 physiology。它和 physics（物理学）有相同的词源，都来源于希腊语的 physis（自然）。也就是说物理学是"关于存在于自然中的非生物界的惯例和法则的学问"，而生理学则是"关于存在于自然中的生物界的惯例和法则的学问"。我们研究的医科生理学用一句话概括就是，以人为研究对象，探究其生命现象的构造的一门学问。而这里的医科生理学，被称为是基础医学之母。

　　各位读者平时接触比较多的是外科和内科等临床医学领域。我们都知道，如果感冒的话，就去找内科的医生进行治疗；如果骨折了的话，就去找整形外科医生进行治疗；再或者如果是耳朵痛的话就去耳鼻喉科。这对于我们来说都是理所当然的，但是我们也应该知道人的身体并不是由各个离散的部分构成的。

　　如果患感冒的话，大家是不是会觉得身体的各个关节痛呢？有时候只是耳朵痛，却连走路都变得很困难。再或者我们都觉得骨头和胃部好像没有什么关系，但是如果骨折了的话，也会变得没有食欲。如果患了心脏方面的疾病，在心脏外科接受手术，但是就算是痊愈了，也不能说是万事无忧了。因为就算治好了心脏方面的疾病，也会有其他脏器受到影响。人的身体的各个部分复杂地联系在一起，我们不能只头痛医头，脚痛医脚。那么，生病到底意味着什么呢？身体的哪个部分出现问题会使人生病呢？研究人类身体的整体构造，正是我所研究的基础医学中的一个领域——生理学的研究对象。

　　临床医学的成立最初来源于宗教的思维方法。临床这个词其实是一个宗教用语。它的意思是对于卧病在床，濒临死亡的人进行的治疗。因此，所谓的临床医疗说到底就是针对个人的一种医学。每个患者都各不相同，有的时候即便都患了同样的感冒，他们的症状和严重程度也不相同。所以对 A 进行的治疗方法并不一定对 B 也有效果。因此，不能只看患者的症状，更重要的是要观察每位患者。

内科这个词是从 medicine 这个英文翻译过来的，追溯其词源的话，可以追溯到祈祷师这个词。也就是说所谓的医学，就是如果用尽了所有的治疗方法，剩下的就只能祈祷了，而临床医学正是传承了这种到最后就只能祈祷了的思维方法。

之后随着医学的发展，各种谜团纷纷解开，也就不需要总是把希望寄托在祈祷上了，于是对于"为什么要进行这样的诊断?""为什么这种药有效果?""为什么药对于有些人并不起作用?"等这样的疑问，大家开始探索其科学的依据。人们开始将潜藏在生物体内的原理、原则和规律性的内容进行整理，使之系统化，并且开始把那些对于多数人而言共同的现象，而非仅存在于单个的患者的现象进行归纳，医学就是这样慢慢发展起来的。

但是不管科学怎样发达，它终究不是万能的。如果过于迷信科学，就会很难观察到患者真实的症状。

医生并不是万能的，而是跟患者一样都是人，都有感情和情绪的起伏。如果患者和医生之间没有相互信赖的关系的话，治疗也很难顺利进行。我希望大家能把握好作为科学的医学和从古至今传承下来的临床医学之间的平衡。

接下来就给大家介绍一下我所研究的器官控制生理学。所谓器官就是指脏器，而这门器官控制生理学的研究目的是为了解开各种各样的脏器是如何被控制的，各种脏器之间有什么样的关联性等这些疑问。比如说跑步的时候心脏会加速跳动，但是过了一分钟之后，什么也不需要做，这种加速跳动会自然地平静下来，这是为什么呢？另外，就算不跑步，如果看到了恐怖的东西心跳也会加速，这又是为什么呢？

在器官控制生理学的众多门类中，我主要研究淋巴学。淋巴液这种物质和血液不同，是我们用肉眼看不到的，也不容易表现出来，但是它却承担着非常重要的职责。当然，在研究者中，大家对淋巴液都有一定程度的认识，但是对于普通读者来说，有的部分却可能难以理解。也正因此，有人会做出错误的解释。比如说，有的人认为通过进行淋巴按摩可以治疗乳腺癌，这就是错误的认识。

　　为了避免产生这样的误解，我决定首次针对普通读者写这本关于淋巴循环学的书。也许书中会有一些很难理解的部分，但是希望能通过这本书让大家掌握关于淋巴的正确的知识，也希望能帮助大家了解人类的身体构造，以及帮助大家掌握如何能够保持健康的秘诀。

（日）大桥俊夫

淋巴畅通有奇效 ◇ **目录**

第一章

浮肿与淋巴的关系

什么是浮肿

　　如果一整天都站着工作，会发现到傍晚时分腿就会浮肿。不仅是站着工作的人，坐在办公室的人也会有同样的经历。小腿肚浮肿的话穿鞋子都很难受，感觉自己的腿变粗了，从美体的角度来看大家也都不想让自己的腿变成这样，特别是女性朋友们会深有体会。

　　有时候会常常发现早上起床的时候自己的脸有些浮肿，难道是昨天喝酒引起的？还是喝水喝太多引起的？这种情况下就算是拼命用冷水洗脸也很难一下子消肿，这会让自己从早上开始就陷入郁闷的心情。

　　那么，这些浮肿的真正原因到底是什么呢？简而言之，所谓的浮肿就是细胞周围的水分过多而造成的一种状态。成人的体内大约有多达60兆个细胞，每个细胞都被水分所包含，如果细胞和细胞之间的水分增多的话，就会引起浮肿。

　　我们应该如何检查自己是否处于浮肿的状态呢？
除了那些似是而非的判断方法之外，其实有一些医学
上用的方法很简单。

　　最容易理解的一种方法就是通过检查小腿胫骨部位
来判断。请用你的拇指用力按压小腿胫骨部位，持续按
压五六秒钟，然后松开，观察你所按压的部位，那里应该有
些泛红，并且有点凹陷。这就是由于你用力按压造成的。

　　正常情况下你用手指按压的部位在你松开后 10
秒钟以内就会恢复原来的状态，也许还会有些泛红，但
是凹陷应该都会还原。如果是这样的话，就证明你的
身体并没有浮肿。即便有的时候还原的稍微慢了点，
这也属于健康的人正常的浮肿范畴。但是如果身体内
部有某种比较严重的疾病的话，这个凹陷就很难消除。

　　在医院接受医生检查的时候，有时候医生会用手
指按压你的额头，这是医生在通过按压额头来检查脸
部的浮肿。额头和小腿胫部一样，都是在皮肤下面只
有骨头，如果一味按压身体中柔软的部位，很难判断身
体是否有浮肿，所以通过按压额头和小腿胫部这些部

位可以很好地判断身体是否有浮肿。

　　浮肿可以分为两类。一种是当身体内部潜藏着疾病的时候出现的浮肿，另外一种是健康的人也会有的浮肿。不管是哪一种，都可以通过按压小腿胫部而迅速知道。腿部的浮肿虽然看起来很不好看，但是如果属于健康人的正常浮肿范畴之内，就不必太担心，因为在日常生活中，谁都会有腿浮肿的时候。

在宇宙飞行器中脸会浮肿

　　在我们生活的地球上存在着重力，也就是说，上面的东西会有向下坠落的趋势，这对于我们来说是理所当然的事。因此，如果一天都站着工作的话，位于心脏以下的静脉中的血液就会很容易集中在脚部。于是集中在静脉中的血液中有一部分就会从血管里渗透到细胞的间隙中，这就引起了脚部的浮肿，这也是极为自然的一种现象。

早上起床的时候总会觉得脸好像有些肿，为什么呢？因为睡觉的时候基本上脸和脚都处于同一水平面，不像工作的时候脸在上面脚在下面，于是这时无处可去的水分就会集中在脸部，因此脸就会出现浮肿。如果一旦开始站起来活动，脸上的浮肿就会很快恢复。因为只要站起来水分就会自然而然地向下流，什么也不用做，脸部的浮肿就会自然消失。

虽然这么说，但是对于女性来说还是很在意脸部的浮肿的。即使其他人看不出来，自己也总会觉得脸好像肿着，这是因为自己对自己的脸是最了解的了。如果是这样的话，什么都不做浮肿是不会消失的，对于那些在意自己脸部浮肿的人来说，可以通过按摩眼睛的周围，下巴以及脸上比较柔软的部位来缓解浮肿。

人的脸部构造是很有意思的，在很狭小的面积里，柔软的部分和坚硬的部分共同存在。鼻头和额头，以及颧骨的部分基本上只有皮肤和骨头。而鼻子和脸颊之间，直到脖子的部位都有脂肪的存在。当你感觉到脸部浮肿的时候，恐怕感觉到的都是这些比较柔软的部位,实际上像鼻头这样的部位是不会浮肿的。

　　因此,建议大家去按摩脸部较为柔软的部分,通过按摩可以促进淋巴的循环,也可以让聚集在细胞周围的水分减少。暂且不论在医学的层面上是否消除了浮肿,比起什么都不做,这样的按摩还是可以起到加速减少浮肿的效果。

　　然而,这种状况在宇宙中却发生了变化。在宇宙飞行器中,由于没有重力,也不会出现水往低处流的状态。因此,如果脸部的细胞周围堆积了水分的话,就会一直是那种状态,从宇宙回来的女科学家山崎直子女士一定很在意脸部的浮肿吧。

　　对于浮肿的研究恐怕在宇宙空间站上还没有进行过,我很想什么时候问一下山崎女士:"您在意浮肿吗?"

淋巴管的作用

　　如前所述,成人的体内大约有 60 兆个细胞,包括脑细胞，心肌细胞，以及构成皮肤的角化细胞等，总之所有的组织都是从细胞开始的。也可以说，人类是由细胞构成的，如果细胞死亡了的话，人的身体也将会死亡。

例如，变形虫这种原始的生物，是由一个细胞构成的单细胞生物。像这样的生物构成非常单纯，细胞直接从周围吸收养分，然后将没有作用的代谢废物排出体外。它们通过这种非常单纯的物质交换维持着生命。

但是，人类就不一样。首先，人类的细胞是从哪里吸收养分的呢？人类的细胞是从流经全身的血液中汲取养分的。从心脏中流出的血液通过粗大的动脉被运送到全身各处，血液会进入毛细血管，将养分输送到各个角落。

如果还是不能想象的话，我们就来举个例子。请大家把人类身体吸收养分的构造想象成邮递系统。大量的货物通过大卡车或者是铁路等运输工具聚集到物流中心的仓库，这就像是人的动脉。然后，这些货物被转移到小卡车上，运送到各家各户，这些小卡车就像是人类的毛细血管，这样想象就会更加容易理解了吧。

那么我们回到毛细血管的话题上，毛细血管中到处都有小的间隙，用医学用语叫做"皮内细胞间隙"，血液中的血浆有一部分从这些细小的间隙中渗出。细胞吸收了从毛细血管的间隙中渗出的血浆中的营养成分之后，将代谢废物排泄出来。如果对这些代谢废物置之不管，不久之后细胞将会死去，也就是说必须将它们扔到某个地方，而做这个回收工作的就是毛细血管和淋巴管了。

细胞吸收了必需的营养成分之后，大部分的代谢废物和多余的水分就会马上通过毛细血管回到血液中去，剩余的水分会流入淋巴管中，然后形成淋巴液，通过淋巴结流经胸导管，最后回到静脉中去。这些物质会再次被送到心脏和肺，变成新鲜的血液，再次被运送到身体各个部位。

也就是说，只要淋巴管正常工作，细胞周围的多余水分就会被回收，淋巴管承担的功能正是体内排水管的功能。但是，如果淋巴管不能正常工作，一些水分就会残留在细胞周围，这就是形成浮肿的原因。

然而淋巴液这种物质不会这么简单地大量形成。即使细胞周围堆积了身体在正常的状态下的水分的20倍，人的身体也具备处理的能力。也就是说，即使细胞周围的水分增加20倍，如果身体健康，不会出现任何问题。

例如，如果吃了比较咸的食物，血液中盐分的浓度就会变高。为了稀释血液中的盐分，人的身体就会需要摄入水分。在出了很多汗的时候，也同样需要补充水分。摄入大量的水分后，血液中盐分的浓度会降低，当然整体上的量会增加。这种情况下，流向细胞周围的水分的量也会增加，但是，人的身体也并非因此就会马上浮肿。

淋巴管的功能非常强大，像这样的水分根本构不成任何威胁。只要腿部周围的肌肉产生的抽水功能正常工作，堆积在细胞周围的多余的水分就会不断地被淋巴管吸收，然后通过静脉回到心脏，再被运送到肾脏,作为尿液排出体外。

　　最关键的是如何保证抽水功能的正常进行。其实只要通过简单的运动就可以保证抽水功能的正常运行,我会在之后的章节给大家具体介绍。本节主要讲了一些医学上的原理,希望大家能够通过本节理解淋巴管在我们的体内发挥了多么重要的作用。

淋巴管的特征

　　淋巴管可以把从细胞中排出的代谢废物等运走,也可以控制体内的水分,对于维持我们的生命功能起到了非常重要的作用。但是,这么重要的淋巴管也有一个小小的缺点,那就是为了输送淋巴液而发挥作用的水泵功能非常弱。

　　例如,心脏在推动血液流通方面发挥了非常强大的水泵功能。新鲜的血液从心脏流经动脉然后通过静脉再回到心脏，人只要活着身体内就有血液在流动，足以证明心脏发挥了多么厉害的水泵功能。

然而，淋巴管却没有那么强大的水泵功能。如果什么都不做放任自流的话，水分就会由于重力作用而集中在身体下方，这就是形成浮肿的原因。由于淋巴管自身的抽水能力较弱，我们就必须帮助它们完成排水的任务。大家可以通过按摩小腿肚，或者是通过转脚踝来促进腿脚的淋巴流通，这是非常重要的。

通过不断地按摩可以简单地达到促进淋巴循环的作用，而我们却很难人为地改变血液的流通，也就是说对于健康的人，可以通过自己的双手治愈身体的浮肿，这样想来浮肿也就没有那么可怕。

另外，淋巴管的另外一个特征就是淋巴管经过包括毛细血管在内的皮下脂肪。请大家一定要记住这一点：淋巴管流经存在于皮肤下面的皮下脂肪。

人的身体内部有时候会发生病理性的积水现象。例如，如果头盖骨和大脑之间积水的话就叫做水头症；

眼球内积水的话就会引起绿内障。像这样，由于体内积水而引起的疾病有很多，这些都是由于体内水分堆积而造成的。

但是请大家记住，这样的病理性积水和浮肿从根本上来讲是不同的。浮肿是即便身体很健康的人也会出现，对于那些非常在意浮肿的人，我都是这样向他们说明的。

在后续的章节我会详细介绍，对于维持健康来说，健康的人的脚部浮肿其实起到了一个很重要的警报器的作用，请大家一定要记住这一点。

生活在沙漠的神奇的青蛙

并不是所有的生物都有淋巴管的，比如说像虾和螃蟹这样的甲壳类动物就没有淋巴管。在这样的生物体内，血液直接流入细胞里来搬运营养物质。这也被称作是开放循环系统。

　　另一方面,通过毛细血管来进行物质交换的生物循环系统被称为封闭循环系统。以人类为代表的脊椎动物等就是这一类。但是,在脊椎动物中,有一些动物的淋巴系统极其发达,居住在澳大利亚的沙漠中的一种青蛙就是这样的。

　　在沙漠中气温的变动非常巨大,白天可以达到40度以上的高温,夜晚温度却可以下降到5度以下。为了适应这样巨大的温差,这种被叫做广口圆蛙的青蛙的皮肤下面有着大量的淋巴液,所以它们看上去松松软软,有点虚胖的样子。

　　虽然它们样子不好看,但是多亏了淋巴液的存在使它们的身体能够在剧烈的温差变化中保护自己的细胞,并且,这种广口圆蛙的淋巴管中具备相当于人类心脏的器官,所以,即便它们一动不动,淋巴液也会在全身流动。这种构造多么神奇啊!如果能够解开这种人类所没有的淋巴管构造之谜,现在被称为疑难病症的很多疾病也许能够得到治愈。为了这一天的早日到来我们正在努力地进行研究。

白金汉宫的皇家卫队

　　在英国伦敦有一座著名的白金汉宫，很多朋友也许都看过守卫这座宫殿的皇家卫队吧。他们头戴熊皮帽，身穿红色制服，威风凛凛，到了交班的时候，他们就一起进行仪仗队的表演。他们一边用力摆动双臂，一边将脚高高抬起，他们的方队表演也经常在电视中被介绍，他们的飒爽英姿看上去是多么美啊！

　　走路的时候将大腿高高抬起这个动作不仅看起来很漂亮，它也是有医学上的道理的。也许正是由于他们多年经验和智慧的积累，才形成了那样的方队行进传统吧。接下来我给大家解释一下其中的医学道理。

　　从心脏输出的血液，流经全身需要大概 40 秒，最后再返回心脏。如果运动的话，心脏的活动会更加活跃，血液在全身流通的速度就会加快，大约 20 秒就可以完成在全身的循环。做剧烈的运动需要更多的氧气，因此心脏必须不断地大量输出新鲜的血液，这就是运动的原理。

如果身体一动不动地保持一定的姿势，结果会怎么样呢？当然，心脏照样会发挥它水泵的功能，血液和水分也会在全身循环，但是如果只依赖心脏的水泵功能，血液和一些代谢废物无论如何都会堆积在下半身的静脉里，因此并不能只依靠心脏的作用。

心脏发挥着把血液输送到全身各处的作用，但是，为了不给心脏增加过多的负担，我们需要运动身体的肌肉来辅助心脏工作。这被称作是"肌肉的水泵功能"。

假如在同一个地方站着工作两个小时，或者说一直坐在椅子上面，这样的状态会让脚部的静脉循环变得很差。静脉循环变差的话，细胞周围的水分就难以从毛细血管流出，于是大量的水分会聚集在细胞周围，再加上淋巴液的回收也会变缓，这就是造成浮肿的最大原因。

白金汉宫的皇家卫队通过把大腿高高抬起，借助肌肉的水泵功能促使堆积在脚部静脉的血液回到心脏。也请大家模仿一下这种方法。

在我们的日常生活中消除浮肿的最简单的方法就是上台阶。如果只是走路的话，肌肉是很难发挥水泵功能的。将大腿高高抬起这个动作才是最关键的。但是虽然这么说，在办公室里也不可能像皇家卫队那样走路，所以建议大家走楼梯上台阶。

上班族们从早上开始一直坐在办公桌前工作，总会觉得自己的脚有些浮肿，这时就建议大家在午休的时间不要坐电梯，而是使用楼梯，通过上下楼梯来缓解。如果楼梯的每一个台阶较低的话，可以一次上两个台阶，这样就能达到和皇家卫队走方队一样的效果。

到了傍晚大家都会觉得很疲惫吧，疲惫的时候就很容易选择坐电梯，但是恰恰相反，越是疲惫的时候越应该选择走楼梯，只要把大腿高高抬起就可以消除疲劳，同时也可以促进脚部淋巴的流通，从而减轻脚的浮肿。因为对很多人来说做运动是件苦差事，所以人类的身体总是越不运动越觉得疲惫。

睡一天觉可消除脚浮肿

人的身体中有一种较粗的淋巴管，被称为"胸导管"。正如其字面含义，所谓胸导管就是通过胸腔的管，排布在食管旁边，它就像是淋巴管的领头人一样。

淋巴液在体内细胞的空隙间穿梭，回收了细胞排放的代谢废物和疲劳物质等，经过心脏后面和食管之间，然后在左边的锁骨下方与静脉合流，到这里所有的回收工作就结束了。在心脏附近存在着淋巴管的头目，也就是我们说的胸导管，这是由于位于心脏以上的淋巴液即使什么都不做也会由于重力作用而返回，即使肌肉的水泵功能不起作用，位于心脏以上的淋巴液也会自动朝向与静脉合流的部位流动，因此，人的脸部实际上是不容易浮肿的。

也因为同样的理由，健康的人的手基本上是不会浮肿的。因为人的手总是不停地在运动，无意识之中肌肉就发挥了它的水泵作用。并且，手和手臂经常在心脏的上面活动，例如在电车中站着的时候，手抓吊环这种姿势就可以促进手臂淋巴的循环。拎起背包的时候淋巴液也会由于重力的作用而向与静脉合流的部位流动。再比如说吃饭的时候，手和手臂也要频繁地活动，这时肌肉就会发挥它的水泵作用。因此，如果手或者手臂出现异常浮肿，应该考虑是否是其他疾病所造成的。

那么，淋巴液被回收回到静脉需要花多长时间呢？血液从心脏流出，经过全身再返回心脏需要40秒，而淋巴的循环却非常缓慢，在体内循环一周大约需要8～10小时。正因为淋巴循环非常慢，所以它才容易造成阻滞。

保证淋巴循环的最重要的一种方式就是睡眠。即便睡不着，只要身体横躺着，就对保证淋巴的循环有很大的作用。舒适地躺在床上，在脚下面垫上毛毯等，让脚的位置高于心脏，这样的状态保持六七个小时，脚部的浮肿就会自然而然地消失。另外，大家应该有这样的经历吧，就是在脚很累的时候，把脚垫高睡觉会觉得很舒服。这是因为把脚垫高有利于淋巴的循环，而人的身体会自然地选择使身体舒服的方式，当自己的身体处于比较舒适的状态时，淋巴的循环也会自然而然地变好。但是，如果即便是这样脚部的疲劳也很难消除的话，那就做一些轻微的按摩吧。实际上，脚上也有淋巴液容易堆积的地方，比如脚趾和脚趾之间，脚心和脚踝周围，淋巴液就容易堆积。另外，腿部的膝盖处也很容易堆积。这些部位都是脚和腿部比较柔软的部位，而小腿胫骨的地方淋巴液不会堆积。所以我们平时多按摩一下这些柔软的部位会很舒服。如果睡觉前在床上按摩这些部位，第二天早上腿脚就会感觉非常轻松。

　　因为人的脸部在心脏上面，所以基本上淋巴的循环会比较顺畅，即便早上起床发现稍微有些浮肿，基本上出门的时候就会消退了。但是，如果饮酒过量的话很容易造成脸肿。这是因为脸上有非常多的血管，摄入酒精的话血流会明显增加，所以会引起浮肿。只要体内酒精浓度恢复正常,浮肿也会随之消失,所以不用太过担心。

为什么会出现经济舱症候群

有一种病叫做经济舱症候群。这是由于长时间坐飞机而引起的疾病。这种病不仅仅存在于坐经济舱的时候,坐商务舱和头等舱也会发生。其原因就是由于长时间保持同一种姿势,血液和淋巴的循环不畅而造成的。特别是经济舱的座位空间比较窄,不容易改变姿势或者伸腿,这就是这种疾病的命名缘由。

在飞机上不像在电车或者船上可以自由地走来走去,大部分时间在飞机上都是静坐不动的。再加上飞机上的气压不同于地面,飞行在一万米的高空的飞机机舱里,其气压大概在0.85。比起1气压的地面,飞机机舱里面的气压是很低的,在这种低气压下,皮肤下面的外壁很薄的静脉和淋巴管就会像气球一样呈现向四周拉伸的状态。也就是说，在飞机上下半身的血液和淋巴的循环会比在地面上变差，这给人的身体造成了很大的负担。

这种经济舱症候群最可怕的地方是在飞机着陆之后，当飞机着陆后人开始走动，这时肌肉开始发挥它的水泵作用，下半身的静脉中的血液就会开始急速流动。如果这时静脉中有血栓的话，飞机落地后身体开始活动的瞬间，血栓就会一下飞起，如果阻隔在肺部的话，会引起肺塞栓，严重时甚至会引发死亡。

几年前在中越地区发生了大地震，很多人失去了家园，道路也被封锁，所以大部分人就不得不在自己的汽车里生活。再加上当时正值严寒时节，有些老人一整天都在车内，虽然车里比外面暖和，但是由于车里空间狭小，全身不能得到伸展，所以他们基本上都是蜷着膝盖，在一种很不舒服的状态下度过的。这样的姿势使得他们下半身静脉中的血液循环变差，陷入跟经济舱症候群一样的状态。实际上在当时有些人就由于上述原因而丧失了性命。

如果能够至少每隔两个小时在车外活动一下，像白金汉宫的皇家卫队那样将大腿高高抬起走路的话，大部分人的症状应该会得到改善。有人认为多喝水可以使血液变清，可以改善血液和淋巴的循环，其实这种观念是错误的。

当然及时补充水分是很重要的，但是，不能仅靠补充水分，而应该是补水加上运动。请记住这两者都是很必要的。另外，长时间坐飞机的时候，推荐大家有意识地转动脚踝，在允许的范围内改变自己的坐姿，并且进行轻微的按摩。

盘腿的姿势不好吗

有的人习惯在坐着的时候盘腿，不管是男性还是女性，很多坐在办公桌前工作的人都会盘腿。有人会说一直盘腿不好，确实是这样的，盘腿的姿势会让一边的腿肚子受到压迫，一旦受到压迫，血液的循环就会变差，所以总觉得盘腿是不好的。

但实际上，就我个人的观点而言，盘腿并没有什么太大的坏处。当然，如果长时间一直是一条腿压在另一条腿上面的话，确实会让血液循环变差。但是，我们一般也不会长时间保持这样的姿势，大家都会在无意识中换腿，反而言之，人们也不可能长时间一直保持一条腿压在另一条腿之上这样的姿势，总是要么右腿在上，要么左腿在上，一般情况下身体都会自动地调节。

更进一步地说，如果你有盘腿的习惯，那不如将计就计，顺便进行按摩。

把在上面的腿稍微挪动一下，放在下面的腿的膝盖上。也就是说，用自己的膝盖给自己的腿肚子按摩。请大家试一试，这样按摩会觉得非常舒服。

另外，在上面的腿由于离开了地面，你可以让它左右晃动一下，也可以一边转动脚踝一边左右晃动。这样也会觉得很舒服。仔细想想的话，比起让两只脚都放在地面上，把一条腿放在另一条腿上面反而更容易活动。

其实，不自觉地盘腿是有整形外科方面的原因的。我也有盘腿的习惯，比起不盘腿的坐姿，总感觉盘腿的时候身体比较轻松。根据整形外科医生的话，这是由于脊柱和骨盆并不是直的而造成的。简单地说就是因为脊柱是弯曲的。

在我们这个年龄的人中，小时候很多人都有背重东西的体验。去学校的时候也会每天都背着很重的教科书和便当，因为当时不像现在，学校里都有储物柜，所以总是要背来背去。而重量多数落在比较灵活的手臂那边，我的话因为是右撇子，所以总是右肩膀承受的重力较大，长此以往，身体的中心就会向一边倾斜，在我们那个年龄很多人都是这样的。

因此，就算是让我们坐直，也总会不自觉的朝着一边倾斜。为了调整这种倾斜，所以我们就盘腿。恐怕大部分有盘腿习惯的人都是出于同样的原因吧。这虽然不是什么病，放任不管也没什么影响，但是如果对于自己身体的倾斜很在意的话，就可以尝试去做一些矫正的运动。比如说可以不时地伸展身体，也可以吊在公园的单杠上面，坚持做这些简单的运动，身体就会变直。

总之，对于身体而言，平衡是很重要的。每个人都会有比较灵活的手，或者是比较灵活的脚，但是要尽可能有意识地在活动的时候保持平衡。

女性容易浮肿吗

从早上开始工作，到傍晚就会觉得脚部有些浮肿，感觉鞋子变得很紧，袜子很勒脚。不管是男性还是女性，都会有这样的体验。

但是比较而言，还是女性更容易浮肿。这主要是因为男女的肌肉量有差别，男性比女性的肌肉更多，所以肌肉的水泵作用更强，因此血液和淋巴液的循环就比较好，这也是为什么即使男性和女性在同等条件下工作，女性更容易浮肿的原因。

然而人类的身体构造是非常神奇的，女性荷尔蒙

(激素)有促进体内水分循环，帮助毛细血管中的水分移动的功能。这种功能弥补了女性肌肉的水泵作用较弱的缺点，而女性生理期前容易出现浮肿就是最好的证明。

这被称为是月经前综合征。也就是在月经前女性容易出现头痛，体重增加，或者是浮肿等症状。其原因是由于女性激素的减少而引起的。在生理期前，女性激素中的雌性激素会减少，随着雌性激素的减少，体内的水分就容易堆积。

作为这种月经前综合征的治疗方法，可以使用利尿剂将体内水分排出体外。例如，如果患有水头症，处于脑压亢进状态的话，会有非常严重的头疼。这是由于脑脊液的增加而引起的脑被压迫，因此可以使用中药等的利尿剂，将多余的脑脊液排出体外。总之，吃了这些药，头疼就会好转。有些女性在生理期前会伴随难以忍受的头疼，所以喝一些这样有利尿作用的中药也许会比一味地喝镇痛药要好。

如果不是处于生理期前，只要是健康的女性，通过活动腿脚，浮肿就会自然消失。虽然会稍微比男性慢些，但是浮肿是不会一直存在的。

长时间坐飞机的话，很多人都会有脚肿的经历。如果从成田出发，坐十几个小时的飞机到达巴黎的话，会发现鞋子变得很紧。原本在成田还正好合适的高跟鞋，到了巴黎就觉得穿起来难受。但是很多人并不在意，还是穿着高跟鞋坐上观光巴士，去看心仪已久的埃菲尔铁塔。很开心地从巴士上下来，这时脚的浮肿就已经缓解了很多，发现高跟鞋也很合脚了，很多人应该都有这样的经历吧。

刚才告诉大家，女性比男性容易浮肿，但是，这也是跟年龄有关的。随着年纪的增长，肌肉的力量会逐渐减弱，即使做同样的工作，同样生活，30多岁的人和50多岁的人脚的疲劳程度肯定是不同的。到了60岁，就会发现脚踝上袜子的痕迹很难消失。

现在的女性身体都非常健康，即使到了六七十岁，也会跟朋友一起出去旅行。总之每天都会跟朋友出去吃东西或者是逛街，这是非常好的，因为她们在娱乐的

同时也锻炼了肌肉的力量,比起一直在家里不出门的
老公,她们的肌肉水泵功能更强。所以广大中老年男
性朋友如果不坚持锻炼肌肉的话,就会输给老婆哦。

日本陆军绑腿带的作用

　　大家知道日本陆军用的绑腿带吗？年轻的朋友可
能连名字都没听说过吧。

　　这种东西是以前日本陆军在行军数十里的时候,
绑在腿上用的。用的是有弹力的像包带一样的东西,
从脚脖子一直缠到膝盖下面。大家可以把它想象成西
雅图棒球队的一郎选手穿的那种长腿袜。

　　行军数十里的话,脚的负担一定会很大,就不仅仅
是疲劳那么简单了。为了缓解脚的负担,所以行军的
人用这种包带把腿裹起来。通过绑腿,可以促进下半
身细胞周围积聚的水分更快地回到血液和淋巴液中。
因为行军的时候仅依赖肌肉的水泵作用,那些水分是

很难回到血液和淋巴液中的，绑腿起到了辅助的作用。虽然这种方法并没有什么医学的根据，但却是十分合理的。通过适度地压迫可以让疲劳减轻，行军的部队采用这种方法是通过长期行军的经验得来的。

在医学上也有很多跟这种绑腿的方式相似的应用。例如，孕妇在临近生产的时候，经常会很难做运动，有些孕妇是一直躺在床上度过的。逐渐增大的子宫会压迫静脉，所以下半身的静脉血液流通就会不畅。随之而来的是下半身会不断浮肿，这不仅是美丑的问题，对身体而言这是非常不好的。

因此，为了稍微减少这种浮肿，孕妇们会选择穿上有弹性的紧身裤。通过适度地压紧来辅助肌肉发挥水泵的作用。这跟陆军行军的时候用来绑腿的包带是一样的效果。

最近不仅是孕妇，女性上班族们也选择有弹性的袜子，通过束缚腿部来减少疲劳。还有就是在登山的时候，也有同样效果的袜子。当时日本陆军使用的绑腿带在现代人的生活中也得到了广泛的应用。

但是，要提醒大家的是，穿这样有束缚效果的紧身裤或者是袜子不能超过一定的时间。有一种错误的说法认为穿有强力弹性的袜子会使腿变细变美，所以有些女性在睡觉的时候都穿着，这其实是错误的，这样下去会让血液和淋巴的循环变差，也可能会引起其他疾病。

所以如果平时上班的时候穿着，回家了之后要马上脱掉。睡觉的时候要让身体完全放松，可以把脚稍微垫高，这样会自然而然地让淋巴的循环变好，这才是美腿的最好方法。当然，孕妇在使用紧身裤袜的时候，要听从医生和护士的意见。

西乡隆盛喜欢穿浴衣的理由

在东京的上野公园里有一座很有名的西乡隆盛的铜像。他穿着浴衣，旁边还站着他的爱犬。这是大家经常可以看到的西乡隆盛的样子，但是仔细一想会觉得很奇怪。

在明治维新的时候,西洋文化大量流入日本,这一时期的服装都是以清一色的西服为主。但是为什么这时的西乡隆盛却穿着落伍的浴衣呢?其实这是有科学依据的。

当时的日本流行一种叫做丝虫病的感染病。现在大家都知道这种病是狗患的一种病,但是在当时的鹿儿岛和奄美大岛上,这种病作为当地的风土病仍然存在。

这种病的罪魁祸首是丝虫这种寄生虫,这种寄生虫寄居在人类的肚子里的淋巴管上,在狗的体内是从右心房进入的。这种寄生虫一旦寄生在肚子里,从脚开始所有的淋巴管就会堵塞,下半身会有多余的水分堆积,身体的浮肿会非常严重。

西乡隆盛当时就患了这种丝虫病,这在正式的医学杂志中都有记载。男性患这种病会怎么样呢?一个重要的症状就是阴囊肥大,也被称作阴囊水肿。所以如果患上这种病的话,当然就没办法穿西裤了,所以他必须穿宽松的浴衣，并且走路的时候像螃蟹一样。

那么，女性如果患这种病的话会有什么症状呢？大多数人会有象皮病的症状。也就是说，随着脚部淋巴循环极度变差，脚会越肿越大，并且皮肤会变得像象皮一样硬邦邦的。这是由于脚的皮下组织的胶原纤维异常增生所造成的。

这里的胶原纤维是什么呢？例如，你试着抓住手背的皮肤，发现顶多可以拉伸两三厘米，无法拉伸更多，这就是由于在皮肤下面存在胶原纤维的缘故。正因为存在这种胶原纤维，被拉伸的皮肤会恢复到原来的样子。但是，如果这种胶原纤维异常增生的话，皮肤本身就失去了弹性，无法拉伸了。然后皮肤会变硬变凉，较细的血管会首先坏死，神经也会随之坏死。之后就会失去感觉，无法感受到冷热和疼痛，症状就会变得非常严重。

在现在的日本，这种丝虫病已经基本上不存在了，但从世界范围来看，这种病在南美等地区还残留着。并且也许在不久的将来，会有其他的替代丝虫的寄生虫出现，到了那个时候也会出现淋巴管感染的危险。虽然浮肿本身并不是很严重的症状，但是如果置之不理的话可能会引起其他的疾病。

手上皮肤变硬的白蜡病

大约40年前，在长野县从事林业的工作者中，发生了一种病，患这种病的人手肿得像戴了手套一样，如果过了10到20年不管的话，每到冬天寒冷的时候，手就会变得像白蜡一样。

在那里发生的这种病被叫做白蜡病，正如白蜡病的字面意思，手会完全变得像白蜡一样，跟象皮病类似，手上的皮肤会变得很硬，手上出现的东西跟刚才介绍的象皮病出现在脚上的东西一样。究其原因，是由于在切割树木的时候使用的链锯而造成的。

所谓链锯，其刀刃的部分在切割的时候会发生剧烈的震动，正是依靠这种震动才能把树木锯开。如果一整天都操作这种机器的话，手掌会全部浮肿并且会变红。为什么会有这样的症状呢？我们已经探明了其真正的原因。

手掌变红是因为操作链锯的时候发生的震动使得手上的皮肤中的细小的动脉扩张，大量的血液会一下子流入手掌的毛细血管里。例如，长时间开摩托车的人恐怕都会有手掌红肿的体验吧。这也是由于摩托车的震动传递到手掌，动脉中的血液流入毛细血管中造成的。如果只到这种程度的话，从摩托车上下来后过几分钟就会自然地恢复正常。

但是，从事林业工作的工人，他们每天都要使用好几个小时的链锯，链锯的震动程度比摩托车要大得多，并且如果连续做几十年这样的工作的话，手掌的毛细血管根本没有休整的时间。

手之所以变红，是由于动脉血大量地流入手掌。所谓的动脉血是红色温热状的，能够使人感受到脉搏的跳动，动脉血的流入会使手变红。并且，由于动脉血的流入，毛细血管的压力会变大，大量的水分就会从血管中渗出，结果如果淋巴的循环不顺畅的话就会引起浮肿。在我们的正常生活中，一般情况下，手是不容易浮肿的。但是，如果从事使用链锯这样的工作，会给手掌增加很大的负担，于是就会产生异常的浮肿。

如果几十年都是这样的话，手上的胶原纤维就会像象皮病一样异常增生，最后导致手像得了象皮病一样冰凉，并且手上的神经会坏死。所以在长野木曾这样的大山深处，冬天寒冷之时，就会发生这样的现象。

当时由于没有判明这种疾病的缘由，日本主管农林的林业厅也感到十分困惑。实际上在前苏联也曾经大范围出现过这种症状，并且也发展到了法律诉讼的地步。

随着我们研究的深入，这种病症的原因被探明，随之产生了各种各样的应对措施。其中最大的应对措施是改良链锯。也就是说，对链锯进行改良，让链锯的震动不能直接传递到手上。随着这种改良，机械振动不能直接传送到手柄，这种病的患者也减少为零。

我们对这些患者进行了咨询调查，发现虽然做同样的工作，但是有一些人却没有得这种白蜡病。他们说虽然当天工作结束后手会浮肿，但是第二天就会恢复。为什么会出现有的人容易得白蜡病而有些人却不容易得这种病呢？

那些不容易得白蜡病的人都有一个共同点，就是他们都进行了很好的按摩。他们在一天工作结束后，都会去泡澡，泡澡的时候会揉搓手掌。并且每当工作告一段落，他们就会进行手部的按摩。他们说也并不是有人告诉他们要这么做，只是觉得这样按摩比较舒服罢了。正因为做了这样的按摩，手上的淋巴循环变得通畅，这也证明了我们的研究还是起到了一定的作用。

第二章

为什么淋巴循环顺畅后不易得感冒，且可消除疲劳

热爱工作的白蛋白

在我们的体内，有一种叫做白蛋白的蛋白质，它是血浆中含量最高的蛋白质，占血浆总蛋白的 40％～60％。大家可能是第一次听说这种物质。要探究淋巴的话，一定要提到白蛋白，接下来给大家做一些比较专业的医学分析。

白蛋白有什么作用呢？举例来说，它既是身体内的蛋白质，同时也是身体里的搬运工。它可以通过较细的静脉（毛细血管汇合的地方）搬运钙和维生素等营养物质。它把这些营养物质运送到一个一个的细胞，同时把从细胞排除的代谢废物回收回来。然后这些垃圾会通过淋巴管被运送到静脉，也就是说白蛋白不仅可以起到运送新物质的作用，也可以回收垃圾。

这种称为白蛋白的蛋白质，渗透压非常高，就像是海绵一样，可以把多余的水分都吸收掉。并且，它具有可以黏住各种物质的特性，因此，它可以一边在体内移动一边回收疲劳物质和死去的细胞残片等。

血液中的白蛋白的基准量是大约每分升 4 克左右，我们的身体内有 5 升的血液在流动，所以一共大约有 200 克的白蛋白。如果这些白蛋白努力工作的环境可以得到保障，他们就会把体内的细胞周围打扫得干干净净。而什么样的环境下，白蛋白可以好好工作呢？那就是淋巴流通顺畅的时候。

如果淋巴流通不顺畅，白蛋白的工作效率就会变差，身体内的疲劳就会堆积，细胞的功能也会衰退。无论白蛋白工作多么卖力，淋巴的流通如果不顺畅的话，就无法运送回收的疲劳物质。

另外，这些白蛋白是通过肝脏分解和合成我们吃的鱼、肉以及豆类的蛋白质而产生的。白蛋白完全是通过我们的身体自己产生的，不能通过吃一些药物等来补充。

当然，这种白蛋白如果不足的话，疲劳物质和细胞周围的多余的水分就会堆积，所以必须保持不断地合成白蛋白,而我们只能通过摄入营养来保证白蛋白的合成。所以无论如何,保持平衡的膳食,是维持健康体魄的最重要的捷径。

感冒的精神疗法

平时稍微有些感冒的时候,你父母或者是公司的上司经常会说"就是因为整天无精打采的才会感冒!""稍微有点发热,挺一挺就好了"我小的时候,父亲经常这样说我。

感冒是由于病毒侵入体内而引起的,跟精神上松懈不松懈没有任何关系。并且,如果只靠精神劲儿就可以退热,那世界上就不需要有医生了,所以这完全是不科学的精神论。但是,最近的研究发现,这种精神论也并非完全没有道理,它也许是有科学依据的。

不知道大家有没有听说过免疫这个词,比如说为了不得流感,提高免疫力,我们可以选择接种疫苗;宫颈癌是由人乳头瘤病毒引起的，所以也可以通过接种疫苗来预防。接种疫苗的原理就是先把病毒引入体内，之后即便是再有相同的病毒进入体内，该病毒也不会再增加了。

通过这样的方法获得的免疫力被称为获得性免疫，因为它并非是身体原本就有的免疫力，而是后天通过接种疫苗而获得的。世界上被称为免疫的基本上都指的是获得性免疫。

除了这种获得性免疫之外，还有一种免疫被称为自然免疫。这种自然免疫不是通过接种疫苗等获得的，而是体内天生就具备的。比如说经常用干毛巾擦身体不容易患感冒，精神紧绷的时候不容易得病，靠毅力可以退热等，这些都是我们以前流传的说法。并且确实有些病是这样治好的，这就是所谓的自然免疫。

前一段时间流行新型流感，很多人都蜂拥而至，去接种流感疫苗。由于疫苗数量有限，能够接种疫苗的人只有很少的一部分。然而大部分人却并没有患新型流感，由于是新型的流感，所以应该没有人对这种病毒有免疫力。

也不能因为没有接种病毒就一直待在家里，还是要去上班或者是上学的。所以很多人仍然要去挤电车，在电车上会接触到很多人，所以我们都认为没有接种疫苗的人应该会得新型流感，然而令人不可思议的是，仍然有很多人没有被新型流感所传染。

回想一下，你的周围是不是有些人从来不得感冒呢？寒冬腊月不管感冒多么流行，就算公司里面大部分人都得了感冒，也仍然有些人跟感冒绝缘。如果你问问他们的话，他们会说感冒是可以靠精神劲儿战胜的。

实际上，确实存在这样拥有卓越的自然免疫力的人。为什么他们不得感冒呢？这很难用科学去证明，因为科学上认为这是不可思议的。但是最近这种认识有些改变，人类所拥有的自然免疫力也许是可以用医学上的根据来解释的。

我所研究的淋巴的循环可以很好地回答这个问题。通过提高淋巴的作用，免疫力可以得到提高。而这种免疫力可以用来对抗各种各样的疾病，最后可以让你的身体不容易患病。所以，对于淋巴的研究，可以称得上是对抗所有病的研究。

在综合体检中检查白蛋白的量

白蛋白是一种存在于淋巴管内的蛋白质，我们在前面的章节介绍过它的作用非常重要，并且在日常生活中我们很难发现它。其实，可以用很简单的方式确认这种白蛋白的数值。去做综合体检的时候，很容易查到白蛋白的浓度，如果你问医生的话，医生也会很快告诉你。如果每分升含量在 4 克左右，那么就属于正常。

白蛋白是通过肝脏产生的，所以如果患上了肝硬化等疾病，白蛋白的浓度就会下降。也正因如此，平时体检的时候要注意检查白蛋白。

白蛋白可以把细胞周围多余的水分吸收并且搬运

走,如果白蛋白不能正常工作的话,在身体上意想不到的部位会出现浮肿。

例如,如果得了肝硬化的话,肚子里就会积水,肚子会肿大。这是因为平时搬运和吸收水分的白蛋白不能正常工作的原因。

另外,即使肝脏可以产生充分的白蛋白,这些白蛋白也有可能会向外流失。白蛋白的分子比较大,一般情况下是不会和尿液一起排出体外的,但是,如果得了糖尿病性肾硬变这种疾病的话,白蛋白就会从尿中排泄出来。我们所说的尿中有蛋白质指的就是白蛋白流失到尿液中。

如果好不容易才产生的白蛋白出现流失的话,细胞周围就会聚集多余的水分,因此,所谓的病理性浮肿指的大多都是肝脏或者是肾脏有问题。

也就是说,这种浮肿跟健康人的浮肿是不同的。有一些病理性浮肿是由于心脏的疾病引起的。正常情况下,血液从动脉流出,从静脉流回心脏,为了能使血液正常返回心脏,心脏必须发挥它的水泵作用。如果这种水泵作用减弱的话会怎么样呢？这种情况下就会引起心力衰竭。

　　所谓的心脏的水泵作用减弱，就是指心脏把静脉中的血液收回心脏的力量变弱，而这个时候血液特别容易集中在下半身的静脉中。正常情况下，躺下休息就可以使血液自然地返回心脏，但是如果心脏的这种水泵作用减弱的话，躺着和站着是一样的效果。最终，脚周围的细胞的水分会增多，淋巴管将很难把这些水分回收干净。所以，如果有心脏方面疾病的话，早上起床的时候经常会发现脚浮肿。如果身体健康的话，早上起床的时候是不可能出现脚浮肿的。如果出现了这种情况，我建议大家一定要去医院接受检查。

由于生病引起的浮肿

　　如果淋巴管正常工作的话，就会起到调节体内细胞周围堆积的水分的作用，由于它的这个功能，身体不会出现异常的浮肿。所以即便是用手用力按压额头,凹陷的部位也会很快恢复。

我们前面介绍了如果肝脏、肾脏以及心脏出现疾病的话,就会出现浮肿。因为这样的浮肿是异常的,所以肉眼也可以看出来。而这样的浮肿并不是稍微发胖,或者是有赘肉的那种程度。

另外,有些人天生淋巴管的功能有缺陷,这被称为原发性淋巴浮肿,是非常麻烦的一种疾病。胶原病等疾病在某种程度上也是由于淋巴管系统的异常所引起的,这种病被认为是疑难病症。因为淋巴管系统尚有很多未解之谜,所以这样的病都被称为疑难杂症。

在作完乳腺癌手术之后,也会出现浮肿。癌细胞会转移到淋巴结,所以无论如何,其附近的淋巴结都要切除。为了不让癌细胞转移到其他部位,常常会将乳房整个切除。正因为这样,被切除的一侧的手和胳膊就会理所当然地发生浮肿。

另外,例如被蚊子叮咬的话,会出现肿包。这是由于炎症而引起的水疱,从广义上讲也属于浮肿的一种。

为了击退蚊虫带入的毒素，白蛋白会从细静脉中喷涌而出，因此白蛋白将细胞周围的水分吸引过来，形成了水疱。也就是说，身体为了稀释局部的毒素，而利用了浮肿的原理。

此外，局部的烧伤也是一样的。如果只是起了一些水疱，只要不严重，过几天就可以恢复。像这样，淋巴保护着我们的身体，使之免受疾病和伤痛的干扰。

NK 细胞的作用

免疫分类中有一种叫做获得性免疫。就像前面叙述的那样，一旦患过某种疾病就不会再患第二次，这就是获得性免疫。这是由于身体记住了抗原的信息，这种抗原下次入侵体内的时候就会产生防御该抗原的抗体。也就是说我们的身体不会犯两次同样的错误，这也是最为大家所熟知的免疫系统。

　　然而，问题的关键不在于是否曾经患过某种疾病，而是我们的身体具备将进入体内的物质击退的功能。这种功能分为两种，第一种是，例如，细菌侵入体内的时候，由于感染细菌伤口会化脓，这种情况特别容易发生在小孩子身上。这时，白细胞中有一种叫做嗜中性粒细胞的物质会在体内产生，它利用身体中的氧气抵御细菌的入侵，我们的身体天生有这样的防御机制。

　　另外一种是被称为 nature killer cell 的物质，翻译过来叫做"自然杀手细胞"，一般都将其简称为"NK 细胞"。例如，体内出现癌细胞的时候，或者是病毒入侵体内的时候，这种细胞会对这些物质进行攻击，这种细胞承担了自然免疫力的主要作用，非常重要，请大家一定记住它。

　　只要 NK 细胞发挥它的作用，不用喝药，它也会帮助我们击退大部分的病毒。所以，如果这种细胞正常工作，稍微得了感冒的话好好睡一觉就可以痊愈了，发热的话也可以两三天就退热。

　　那么，这么厉害的 NK 细胞是从哪里来的呢？在身体没有异常的情况下，这种细胞在淋巴结中积蓄能量，万一身体出现异常的话，它就会马上进入战斗状态。打个比方，就像巡警在派出所待命一样。

NK 细胞平时都在淋巴结中待命，一旦发生异常就会出动，出动的 NK 细胞量越多，跟病毒斗争的力量也就越大。并且，淋巴结中 NK 细胞的量与淋巴结中淋巴液里的白蛋白的浓度高低有关。白蛋白的浓度越高，NK 细胞的量就越大。也就是说，我们体内的自然杀手细胞的含量依赖于淋巴液中白蛋白的浓度。

那么，应该怎样提升白蛋白的浓度呢？我们进行了各种各样的试验，最后得出结论：通过按摩改善淋巴的循环可以提高白蛋白的浓度。

通过适度的运动和按摩，可以改善淋巴循环。淋巴的循环变好，体内的淋巴液中白蛋白的浓度就会变高。白蛋白的浓度变高的话，淋巴结中 NK 细胞的数量就会增多。NK 细胞数量增多，就可以使我们身体的自然免疫力得到提高。所以大家可以明白其中的原委了吧！淋巴循环顺畅的话就不容易得感冒，即便得了感冒也很容易被治好。这在医学上已经得到了证明。

淋巴结肿大

小时候你有没有过耳朵背面痛的经历？感冒的时候，也许会因此而引起中耳炎。所以，淋巴管和淋巴结集中的耳朵背面就会产生疼痛。

为什么会这样呢？在淋巴结集中的部位，有很多淋巴细胞像冬眠一样存在。身体没有异常的时候，淋巴细胞就在那里休息，而一旦有细菌等异物进入的话，淋巴细胞就开始出动了。为了攻击细菌，淋巴细胞的数量会成倍增长，然后不断地从淋巴结流出，进入血液，最后来到存在细菌的地方对目标进行攻击。

淋巴细胞成倍增长的时候，就会引起所谓的肿大的现象。淋巴结肿大的话的确是非常疼的，特别是对于小孩子来说,他们会感觉到异常疼痛。但是,这种疼痛不久就会消失,只要将细菌消灭掉,这些淋巴细胞就会回到原来的地方继续冬眠。所以,如果你看到淋巴结肿大而且非常疼痛,其实不用太担心。

这个时候一定不能进行按摩。最好用冰块冷敷肿大的部位,不要去触摸它。如果过了两三天肿大的地方还没有恢复,请去医院看医生。

淋巴结的疼痛是一种很难受的疼。由于肉眼看不到淋巴液,于是就不知道疼痛的原因,所以会担心自己是不是得了什么严重的疾病,会感到不安。

总之,如果是患了感冒的症状,那么淋巴结的疼痛就意味着淋巴细胞在跟细菌进行斗争。

但是,如果没有任何症状,淋巴结肿大的话,有可能是得了什么不好的病,所以一定要马上去医院找医生诊断。最重要的是,为了让身体可以对抗各种病菌,一定要注意平衡膳食,并且要注意运动,也要让小孩有平衡的营养,这样,自然免疫力就会提高,身体就可以抵抗病菌的侵害。

营养失调的话会引起浮肿

世界上不少国家仍然十分贫穷,在这些地方食物极其缺乏,很多小孩由于饥饿而死亡。在电视上看到这些孩子们就会发现他们的肚子都鼓鼓的。他们的手和脚都骨瘦如柴,但是只有肚子是胀大的,这是典型的营养失调的症状。

由于营养不足,肝脏就不能产生白蛋白,白蛋白的极度缺乏就会造成肚子中积水。同样,在癌症晚期也会出现这样的肿胀。特别是如果患了消化系统方面的癌症,就不能吃东西,为了补充营养就只能打点滴,但是打点滴的效果和从嘴里直接摄入营养是不同的。结果就会造成营养失调,身体的各个部位就会出现浮肿。

白蛋白这种蛋白质,对于给细胞迅速输送营养物质是不可或缺的。如果白蛋白的数量减少,营养物质就很难到达身体的各个部位,因此细胞就无法给身体提供蛋白源,严重的情况下会造成死亡。

如前所述,白蛋白这种蛋白质只能在人的身体内部产生出来。

当然,还有一种极为罕见的就是通过打点滴补充白蛋白,这在医学上也是有可能的。但是,这种方式同样伴随着很高的危险性。因为,如果蛋白质从外部进入人的身体,人的身体就会把它当成是异物,从而有可能产生过敏反应。所以,自己的身体制造的蛋白质是没有问题的,但是却很难接受他人的蛋白质。当然也不是说所有的人都会有过敏反应,但是其危险性还是很高的。

另外,白蛋白的点滴是通过他人的血液制造出来的血液制剂,所以很难弄清楚里面混杂有什么其他物质,所以也有可能由于打点滴而感染上病毒。因此,只有在病情特别严重的时候才会使用,一般情况下是不会注射白蛋白的。

这也就是说,要制造白蛋白只能通过合理的膳食,然后依靠肝脏来产生白蛋白。有时候虽然没有达到营养失调的程度,但是营养不足也伴随着很多危险。比如说减肥的时候。

有的年轻女性为了保持苗条的身材,进行非常极端的饮食限制。比如说一天只吃一顿饭,或者是不吃肉和米饭,只吃蔬菜。这样节食确实会在一定时期内减少体重,但是,如果持续这样节食的话,就一定会造成营养不良。这样的话肝脏能够产生的白蛋白的量就会急剧减少,不久就会出现浮肿。

所以即便是体重有所减少,但是身体的各个部位会出现浮肿,腿虽然会变细,但是肚子会肿起来,这样看起来并不美。所以,大家节食一定不要走极端。

第三章

了解自己的身体结构和生活习惯
有益于身心健康

你了解自己的身体吗

现在，自己的身体健康吗？今天身体的状况是好还是不好呢？我认为，如果大家了解了自己的身体状态，对于维持健康是非常重要的。

我一直在有意识地实践一件事情，那就是时不时地检测一下自己的身体。

例如，我所工作的信州大学在松本市，每次去东京的时候都要从信州车站坐电车，信州车站的检票口在一个非常高的高台上，要上去的话需要走一段很长的阶梯，当然，车站里面都有扶梯和电梯，然而，我却每次专门走楼梯上去。

我先在阶梯下面调整好呼吸，准备好了之后一口气上两阶楼梯，这样到了检票口的时候心脏就会扑通扑通地快速跳动，呼吸的节奏也会紊乱，这是身体非常正常的反应。

从这里开始才是我要测试的内容，通过检票口走到站台，不做剧烈运动一直休息的话心脏就会停止像刚才那样的砰砰跳动而恢复正常，呼吸也会恢复正常，我会自己在心里计算这段时间有多久。很多人经常说，由于上了年纪总是马上就觉得喘不过气来，年轻的时候就算是跑着上楼梯也不会心脏扑通扑通地跳，然而，这样的比较没有任何意义。

因为，跟年轻时候比，体力减退是理所当然的，心脏扑通扑通跳动也是理所当然的。最重要的是，身体修复负荷的能力到底有多少？根据我自身的经验来说，当我身体状况比较好的时候，登上松本车站的楼梯之后只需要2分钟就可以恢复平静，但是身体疲劳或者是状况一般的时候，要恢复正常的呼吸需要5分钟。有的时候自己觉得身体很好，但是身体会很诚实地反应我们当下的状况。

有时候故意给自己的身体增加负担也是很重要的，然后观察身体对于这个负担是如何反应的。拿做俯卧撑来说，有些人没有实际去做就说做10个对自己来说太简单了，这恐怕是根据年轻时的记忆来说的吧，但是，如果只是在心里想，不去实际操作的话，你不会知道自己的身体到底能做多少个。

所以说，请大家一定亲自去做 10 个俯卧撑试一下。然后最关键的是要观察自己在做完 10 个俯卧撑之后的情况，如果马上就可以去做其他的活动，那说明身体的状况很好。但是如果觉得做完之后很累，想要休息一下的时候，说明身体的状况不太好。请大家都要学会检查自己的身体的方法。

最近越来越多的人倾向于只考虑体检的指标，比如像血压和胆固醇的数值，如果下降的话就非常开心，而上升了的话就很郁闷，维持这些数值成了很多人的目标。当然这些体检的数值对于管理健康来说是很重要的，但是这些数值并不能说明全部问题，它们只是医生诊断的一个标准，而不是我们健康状况的成绩通知单。

有些人的体检指标不太好，但是仍然很健康，而有些人的体检指标没有任何问题，却总感觉身体不太好的样子，所以说所谓的健康是因人而异的，我们一定要明白这一点。

　　自己的身体健康情况只能靠自己去了解。例如，以浮肿为例，一般情况下如果 2 个小时都保持同样的姿势的话，脚部就会浮肿，但这也只不过是一个一般的标准，有的人 1 个小时就会浮肿，而有的人同样的姿势保持 3 个小时也不会浮肿。作为医生，一般都会建议同样姿势保持 2 个小时之后做一些轻微的按摩，但是最终到底隔多长时间按摩还是要靠自己去判断的。

　　首先，要了解自己是不是容易浮肿的体质，坐 2 个小时之后仔细观察一下自己的脚，看看脚有没有浮肿。如果有浮肿的话，那需要按摩多长时间，这也要根据自己的情况。如果平时注意这些的话，就可以非常敏感地了解到自己脚部的浮肿情况。

　　如果发现自己的脚开始稍微有些浮肿的话，那就去走一下楼梯，如果觉得今天非常疲劳，那就要比平时更加认真地做按摩。通过正确地把握自己的身体状况，就可以自然地保持健康的状态。

血压也是一样的，并不是一直保持一定的数值，每天测量血压当然不是坏事，但要注意不要太被每天测量的数值所左右。比起那些测量的数值，你更要了解自己的血压在什么时候容易上升。有些人只是去趟医院就会上升，有些人跟很多人说话的时候血压会上升，而有些人则是跟儿媳妇见面的时候会上升。但是，不管属于哪种情况，比起血压的数值，我们更要了解血压为什么会变化，因为这是只有你自己才能注意到的事情。

所谓的健康状态到底指的是什么样的状态呢？WHO（世界卫生组织）曾经对健康的状态这样下定义，没生病的状态就是健康的状态。也就是说，即便身体非常疲劳，一整天都躺在床上，什么都不想干，但是如果并没有患什么具体的疾病就可以被认为是健康的。

几年前，WHO在健康的定义上加上了"意愿"这个词，认为一个人对于做某事的欲望是是否健康的佐证。

休息的时候，我们经常从早到晚都待在家里无所事事,虽然是想让身体休息一下,但是一天什么都不做,也什么都不想做的这种状态,虽然不能被称为是病,但是完全没有做事情的欲望,这也不能被称为是健康的状态。"好不容易到了休息日,去运动一下吧","去书店逛逛吧","跟妻子一起去购物,顺便买一些下酒菜"。诸如此类,稍微有做某事的欲望对身体来说是件好事。

我今天也要去松本车站,像往常一样,我要跑着上楼梯来测试一下自己的身体。这也算是一种很好的意愿,这么一想自己也觉得很满足。

心到底是什么

做运动会让心脏怦怦地跳,过了几分钟之后,就会恢复平静。关于身体的功能是如何恢复的,现在正在被逐一解开。我所研究的淋巴学领域中,对于身体功能的了解也在逐渐深入。

　　但是,正如我所反复强调的,身体的功能并不是各个脏器独立运转的,我们的身体并不是说在患心脏方面疾病的时候只要对心脏做手术就可以完全治好,也不是说当胃里有肿瘤的时候,摘除了胃里的肿瘤就好了。我们的身体中所有的脏器和体内的各种系统非常复杂地相互联系在一起,保证着我们的身体功能的运转。

　　然而,到现在仍然没有探明的是脑生理学的领域。脑的组织结构虽然被逐渐了解,但是仍然有很多尚未解开的谜题。其中之一就是被称为"心"的地方。

　　对于记忆的组织结构和学习的组织结构,正在被逐渐探明。人是通过对照过去的记忆,来对现在的行动做出判断的。做出判断后,会马上对自己的手或者是脚等部位给出指示。虽然这样的身体构造已经被探明,但是对于心这个部位却仍然有很多谜题。

　　例如,人在悲伤的时候,脸上的表情也会看起来很悲伤;在发怒的时候,脸上的表情也会看起来很生气。这并不是因为脑发出了指令,当人在不悲伤的时候表现出很悲伤的样子，这才是脑发出的指令，而当人的感情自然流露出来的时候，发指令的不是脑，而是心。

遇到开心的事的时候，即使不想表现出来，嘴角也会自然的松弛，不管多么想忍住不表现出来，脸上的表情还是会显得很高兴。这就是所谓的情动。这种心的变化，以及与之伴随的表情的变化，现在在科学上还无法解释。

为了探究类似的心的问题，只研究脑生理学是不充分的。在脑生理学等科学方法的基础之上，也必须运用心理学等领域的方法。我认为人类心灵的问题，是非常深奥的。

为什么要探讨心灵的问题呢？这是因为心灵的存在方式对身体有着很大的影响。以前就有"病由心生"的说法，当觉得自己身体生病，已经快不行了的时候，越是这么想，身体的情况就会越恶化。如果反过来认为这点小病不算什么，肯定很快就能痊愈，如果这样思考问题的话，病情也会很神奇地好转。由于心里想法的不同，疾病会变好也会恶化。当然，如果是得了重病的话，就没那么简单，也许不会因为心里想法的变化而简单地治愈，但是像感冒等这样的小病是可以通过精神的力量来克服的。

曾经某医学协会对在美体店里做按摩的人进行过问卷调查，他们所做的按摩虽然宣传的是淋巴按摩，但是实际上是没有什么科学依据的。大部分的美体店都是运用接触的生理学来进行按摩。也就是说，他们所做的按摩是对全身进行按压，对手脚进行揉搓这一类的。从医学的角度讲，在美体店里按摩之后，跟按摩之前相比，身体恐怕没有什么大的变化。

但是，即便如此，很多人还是反复地去美体店做按摩，并且他们都异口同声地说身体的状况变好了。他们总感觉到去美体店按摩之后身体变好了，并且也不容易感冒了。去美体店是否能增加对感冒的免疫力是没有科学依据，也是不确定的，但是他们却感觉到身体比以前好了。

这不正是心灵的感知对身体的健康带来的效果吗？当然，去美体店做按摩可以促进淋巴的循环，也可以促进血液的流通，但是，比起按摩的实际效果，我认为更多的是心理作用带来的效果。

我们经常使用"治愈心灵"这个词，这在医学上也是很难进行说明的。到底什么样的状态可以称得上是被治愈了？通过做哪些事情可以让心灵得到治愈呢？这些都没有具体的标准，通常都是因人而异的。但是，可以肯定的是，心灵的治愈对于人的身体健康是有好处的，心灵和身体的关系，真的是非常令人不可思议。

身体中常见的 4 种病状

世界上有成千上万种疾病的种类，但是大体上成年人的疾病可以分为 4 种。接下来给大家简单粗略地介绍一下这 4 种疾病的类型。

第一种被称为炎症。这是由于细菌和病毒等异物进入体内而引起的，像支气管炎、脑炎、肌炎等，带有"炎"字的都属于这个范围。细菌和病毒等异物侵入体内,然后在体内长时间停留并且大量繁殖,就会引起各种炎症。

　　出现炎症的时候一定会有以下一些症状。首先,细菌入侵的地方脉动较强,并且会变红,伴随有发热。然后是出现肿胀,之后会感觉到疼痛。这就是发生炎症的三个症候。不管是牙齿发生炎症还是身体的其他部位发生炎症,都会出现发热、红肿、疼痛等症状,出现了这些症状就可以判断是由于炎症引起的。炎症都是由于肿胀的部位引起的,所以一定不要根据自己的判断随便按摩肿胀的部位,首先要做的是杀死那些引起炎症的病菌。

　　第二种病被称为肿瘤。癌症也是肿瘤的一种。我们的身体从出生开始就在不断地重复着细胞的增殖,18 到 20 岁之间细胞的增殖达到鼎盛,如果这样的细胞增殖系统出现了异常,就会发生肿瘤。

　　在 20 岁左右达到鼎盛期的细胞增殖,会伴随着性荷尔蒙分泌逐渐停止增殖。人类的身体内有 60 兆个细胞,而其中的脑细胞平均每天减少 20 万到 30 万个。

也就是说，随着年龄的增长，脑细胞的数量逐渐减少，这在拍脑部 CT 的时候可以很清楚地看到。年轻人的脑和头颅骨之间结合得非常严密，但是，到了像我这样的年纪，脑和头颅骨之间就会出现缝隙。这非常明显地证明了脑在萎缩。这种脑萎缩如果是在正常范围之内的话，最多让人变得容易遗忘，但是，如果脑萎缩严重的话就会造成痴呆症。

此外，胃和肠中的细胞也跟脑细胞类似，随着年纪的增长而不断减少，胃和肠中都有一种叫做绒毛的物质，它们像珊瑚礁一样铺满了胃壁和肠壁。如果这种绒毛减少的话，会引起萎缩性胃炎。但是，这种病却没有办法预防。只要到了一定的年龄，谁都有可能得这种病。所以，平时要尽量避免暴饮暴食，让胃部得到充分的休息是预防这种病的最好方式。

肿瘤可以分为两种类型。覆盖在身体的脏器表面的部分被称为上皮，在这里如果出现细胞的异常增生的话，这种肿瘤就被称为癌症。与此相对，在不是上皮的部位出现的异常增生被称为肉瘤，它是不同于癌症的另外一种肿瘤。这种肉瘤的特点是,很容易随着血液的流动而转移。但是,所谓的癌细胞是通过淋巴管经由淋巴结运送的。而淋巴管呈现网状,所以很难预测癌症会转移到哪里的淋巴结。因此,如果得了胃癌,把胃里的癌细胞通过手术切除的话,癌细胞仍然有可能通过淋巴结转移到身体的其他部位。所以,癌细胞是很让人头疼的。到目前为止,癌细胞的转移系统和构造还尚未探明,如果了解了癌细胞的转移规律,就可以在一定程度上预防癌细胞的转移。

第三种病是以梗死为代表的血液循环方面的疾病。如果流入毛细血管的血液由于梗死而无法顺利进入毛细血管,那么氧气和营养物质就很难被运送到细胞里,因此那些细胞就会坏死。也就是说,所谓的梗死就是当血管极度变窄,血液停止流动的时候,毛细血管中不再进行物质交换的一种状态。这种情况有可能在身体的任何部位发生。大家比较熟知的是脑梗死和心肌梗死,但是这并不能概括所有的梗死,比如肺部和肾脏也会出现梗死。

然而最可怕的是脑梗死和心肌梗死。为什么呢？因为脑部和心脏部位的细胞是绝对不会变成癌细胞的。但是，这两个脏器的细胞一旦坏死就不可能再重生，因此，如果这两个脏器的细胞坏死数量达到一定程度的话就会引起该脏器的坏死。

但是其他脏器有让其细胞在坏死之后得到修复的功能，大家可以把这个功能想象成像壁虎的尾巴一样，所以，即便是肺部和肾脏出现了梗死，也不会导致死亡。这样的梗死都属于血液循环障碍的一种。

第四种被称为变性的疾病，多见于神经系统。比如有一种病叫做小脑失调症，这就是由于小脑组织的变化而引起的疾病。这种病常见于脑和脊髓。

这4种疾病都是身体内部发生变异而产生的，而时刻监视着这些变异的是体内的淋巴结。淋巴液在体内一边流动，一边监视着，看是否有哪个部位发生异常。所以它承担了非常重要的职责。

换句话说，如果我们可以从外部检测淋巴液，就可以非常迅速地发现各种疾病。然而，淋巴液却是我们无法看到的。关于淋巴液尚有许多未解之谜,对淋巴液的检查也是非常困难的,所以,我们能做的就是,至少要保证淋巴循环的顺畅。通过保证淋巴循环的通畅,最终使我们的身体健康得到保护。

疼痛的真面目

当我们切到手指或者是碰到脚的时候,会感觉到疼痛。这种疼痛的感觉会很快传到脑,然后等待脑给出下一个指令。也就是说,正因为我们能够感受到疼痛,所以才会去进行处理或者去医院。这是因为脑给了我们建议:快点去治疗,否则会很严重的。

能够感知这种疼痛的痛觉器官布满在皮肤的下面,那里有将疼痛传导给脑的感觉神经,这种感觉神经分为两种。在医学上被称为有髓神经和无髓神经。所谓的有髓神经给脑传达信息的速度非常快,可以把它考虑成像高速公路一样。而与之相对,无髓神经就是一般道路，它给脑传递信息的速度就比较缓慢。

例如，以切到手指为例，切到的瞬间会感觉到有一种剧烈的疼痛袭来。这种疼痛的感觉就是通过有髓神经这种高速公路传递到脑的，它首先给脑这样的提示：好像发生了什么异常情况哦！

切到手指的话，血会立刻流出，我们首先会压住出血的部位，然后用创可贴或者是绷带包扎。当包扎完了之后，会有一跳一跳的疼痛感袭来，这种疼痛感是通过无髓神经这种一般道路传递到脑的。刚开始是剧烈的疼痛，然后是比较迟钝的疼痛，这个顺序是不会颠倒的。

为什么人类会感知到这两种疼痛呢？其感知系统的构造逐渐被探明。

疼痛等神经的信息是通过脊髓传递到脑的。实际上，在脊髓的入口站着看门人。这个看门人决定了疼痛以什么样的顺序传递到脑，这在医学上被称为门控制学说。

首先，当剧烈的疼痛来到脊髓的看门人跟前时，它发出了"快通知大脑"的指令，让看门人先去通知大脑有异常情况发生，也就是说要引起大脑的注意。而这种剧烈的疼痛在唤起大脑的注意之后就完成了它的使命，因为这种剧烈的疼痛长时间持续的话，人会很难以忍受，所以它一般会很快就消失掉，这是由于脊髓的看门人给了它麻醉药，所以这种剧烈的疼痛才会消失。

接下来，较为迟缓的疼痛会来到看门人那里，让它给大脑报告："这个部位出现了异常，请注意！"同时，这样的警报不能立马消失，所以看门人就不给它麻醉药，而让这个警报一直提醒大脑。

因此，只要那种迟缓的一跳一跳的疼痛存在，它就一直提醒大脑不要勉强。而这种迟缓的疼痛消失的话就说明伤口已经痊愈了。所以看门人说的话我们要坦诚地接受。

镰田实先生的实践

大家应该都知道，诺贝尔奖中有诺贝尔医学或生理学奖,去探究诺贝尔医学或生理学奖的历史就可以发现医学的发展历程。

　　医学到底是为何而存在的呢?简单地考虑一下,医学是为了找出人类死亡的原因,然后让人类的疾病能够得到治疗,尽量延长人类的寿命。这就是医学的使命和目标。第二次世界大战前的医学是跟细菌和传染病作斗争的医学。当时,以结核病为代表的传染病不断蔓延,很多人由于感染了细菌而丧失了生命。为了预防这样的事情发生,医学工作者做了很多研究。因此,这一时代的诺贝尔医学奖主要是授予细菌学和免疫学领域的学者的。

　　但是,随着抗生素的发现,以前的传染病基本上得到了控制和治疗,因此,人类的平均寿命也一下子得到了延长。而这时候癌症又开始兴风作浪,癌症被称为致死率最高的疾病。从这个时候开始,研究的重点转移到了癌症,美国的肯尼迪总统就号召开展了扑灭癌症运动,在癌症的研究方面投入了大量的国家资金。结果,虽然到现在还没有找到治疗癌症的决定性治疗方法,但是,已经在遗传基因层面发现了癌症发生的原理。由此派生出的分子生物学也开始逐渐兴起。

21世纪的今天是计算机解析的时代,由于新的科学技术的产生,人体的构造被逐渐认识,最终发现人类这种生物最多只能活120岁左右。不管医学多么发达,即使所有的疾病都可以得到治愈,但是人类也不可能长生不老。虽然人类一直做着长生不老的梦,但是医学上已经发现这几乎是不可能的。

在发现了人类不可能超过120岁之后,我们需要认真地开始思考死亡。比起研究如何长生不老,我们应该更加珍惜活着的时间,然后去思考如何面对死亡,思考如何选择自己可以认可的死的方式。

镰田实先生是诹访中央医院的名誉院长,跟我也是年纪相仿,他每天都在面对死亡。他每天尽可能地去病房巡视晚期的癌症患者,对于晚期的癌症患者虽然已经无计可施了,但是镰田实先生一直在思考,如何能让他们本人以及他们的家人体面地迎接死亡,接受死亡。

有一个单词叫做末期医疗，它是研究如何去关怀和照顾那些没有治愈希望的患者们。镰田实先生说："末期医疗的关键就是惊喜。"

有这样一个小故事。

有一位男性患了晚期癌症，死亡离他很近，他无法从床上起身，但是他的意识还是很清楚的。镰田实先生问他："你还有什么未了的心愿吗?"那位男士说："我想让我的家人再尝尝我做的饭"。他是一位法国料理的大厨。

镰田实先生听完笑了笑，离开了病房。他为了实现这位患者的遗愿，开始去准备。一周以后，医院里开来了一辆小面包车，小面包车里备齐了做饭用的所有工具，连煤气灶都准备好了，随时可以开始做饭。让这位男士能给他的家人再做一次饭，镰田实医生把所有能做的都寄托在这辆小面包车上了。

看到小面包车的时候，这位男士的家人都很吃惊。连医院的护士们也都睁大了眼睛，非常吃惊。看到了这样的场景，听到了料理器具相互碰撞发出的声音，那位男士等待着小面包车的到来，然后安详地长眠了。

　　这就是所谓的惊喜。谁会想到有人会愿意聆听自己这样的心愿，虽然没有能实现给家人做饭的愿望，但是这辆小面包车却让全家人了却了未实现的心愿。对于那位男士来说，这也许是他最后一次听到料理器具之间相互碰撞的声音了，这个声音对他来说是多么怀念啊！伴随了他一生的这些器具所发出的声音，就像婴儿的安眠曲一样让他能够安详地长眠。对他来说，这就是迎接死亡最好和最体面的方式。

　　真不愧是医者仁心啊！

第四章

这才是淋巴按摩健康法

美容院的按摩为什么会让你觉得舒服

当别人触摸我们身体的时候,如果别人似碰到又似没碰到的时候,我们会感觉要起鸡皮疙瘩;如果别人用力碰我们的胳膊等部位的时候,会稍微感觉疼痛;而如果别人很温柔地触摸的话,我们会感觉很舒服。但是,如果别人轻轻地抚摸我们胳膊上的汗毛的时候,就会觉得要起鸡皮疙瘩了。

实际上,抚摸身体表面的体毛,对于我们身体的触觉刺激是最强烈的,神经会很敏锐地感觉到,这就被称为触摸生理学。所以,像脖子后面这样的部位,朝着它吹气会比直接触摸要更能敏锐地感觉到。

当然,我并没有去过美容院,听喜欢去美容院的女性朋友介绍,美容院里使用的正是这样的触摸生理学的技巧。首先,为了唤醒触觉刺激,美容院的美容师会很轻柔地抚摸客人的身体,然后再慢慢地进行按摩,来让紧绷的身体得到放松。而这样的按摩技巧让人感觉非常舒服。

　　我不知道美容院的美容师是否学过触摸生理学，但是他们的按摩技巧确实是有一定的科学道理的。有的美容院将其称为"淋巴按摩"，而最终他们所做的都是基于触摸生理学。对于健康人来说，可以把美容院当成治愈的场所。但是有些美容院宣传说通过按摩可以使淋巴的循环通畅，从而治愈疾病，并达到减肥的效果，这是缺乏科学依据的。所以，对于想要治疗疾病而去进行按摩的人来说，美容院是不合适的。请大家要区分开医学上的按摩和美容院所做的单纯的治愈性质的按摩，他们是不同的。

　　在做全身按摩的时候，有些地方要特别注意。这里我们着重介绍跟美容相关的一个地方。

　　人到了中年，特别是女性的身体里会出现一种被称为神经酰胺变性的现象。简单地说，就是会出现脂肪的堆积。当过了40岁之后，无论如何体内的脂肪都会产生堆积，而所谓的脂肪在温度高的时候会融化，温度低的时候就会冷却进而凝固成像蜡一样的物质，这就被称为蜡化现象。

举个不恰当的例子，像牛肉一样，刚从冰箱里拿出来的肉块中，脂肪的部分由于温度低而变白，如果加热的话，脂肪就会融化。在人的身体内也同样有这样的现象发生。

人到了中年之后，身体的新陈代谢就会变慢，脂肪就不容易溶解，不易溶解的脂肪凝固后会产生神经酰胺变性的现象。这种现象不仅看起来不美观，并且由于脂肪的蜡化还会阻碍淋巴的流通。因为淋巴大部分通过身体比较柔软的脂肪组织，如果这些脂肪组织凝固的话，淋巴就无法从这些部位流通。如果只是一部分出现蜡化现象还不会有太大影响，但是淋巴管遍布全身各处，如果它们的通道被阻塞的话，最终会对全身的淋巴循环产生非常不好的影响。

我们介绍过，对脚踝和小腿肚做按摩是很重要的，同时,对于腹部的按摩也是必不可少的。人只要站着,肚子的淋巴就在缓慢地流动,而到了中年之后,肚子的淋巴流动的速度就会减慢,所以需要轻轻地按摩腹部,推荐大家一边照着镜子,一边给那些发生神经酰胺变性的部位进行按摩。

美腿模特的习惯

有一类被称为美腿模特的群体,她们的腿部线条非常优美,经常出现在长腿袜的广告中。我曾经跟这些美腿模特进行过交流,我问她们,为了保持腿部的线条,你们平时都做了哪些护理呢?她们将她们平时的习惯告诉了我,听了之后我非常吃惊。因为她们的这些习惯在医学上也是非常有道理的。

她们结束工作回到家之后,首先去泡澡。在比较温热的水中泡30分钟以上。泡澡的时候,她们把腿伸直，跷到浴槽的边上，这样一来腿的位置就高于心脏，这对于消除浮肿是很重要的姿势。接着，她们会多次转动脚踝，然后进行很好的按摩。先从脚趾开始，用手来按摩脚趾与脚趾之间的部位，大概按摩 20 到 30 次。然后按摩脚底，用大拇指慢慢地按摩脚底，按摩完了之后，开始对从脚踝到小腿肚之间的部位进行揉搓，从下往上，就像把积聚在下面的水分提到上面一样，这样反复按摩好几次（图 1）。

　　做完以上按摩之后，接下来稍微用力地用双手紧紧握住脚踝和小腿肚，这个动作类似于肌肉的水泵作用。最后，按摩从膝盖的后面到大腿比较柔软的部位。这些美腿模特们每天都坚持做这样的按摩至少 30 分钟，她们肯定也是学习了很多这方面的知识之后找到了这样的按摩方法，作为医生的我认为她们的这些按摩方式几乎完美。

　　她们所做的这些按摩中，其关键词是泡澡。存在于脚的细胞周围的组织缝隙中的水分，在按摩柔软的部位时会流动，而聚集在脚部的水分几乎都会迅速地返回毛细血管中,这也就是说有必要让静脉的流通变顺畅。

泡在温水中的话,血管会自然地张开,动脉的流动会变好,同时这也会使静脉的流通变顺畅。这跟前面的章节介绍的震动效果是相同的,如果是像链锯那样的强烈的震动的话对身体是有害的,而适度的震动可以促进皮肤中的细小动脉的流通。

因此,健康的人需要注意运动,适度的震动或者是泡澡。这些都会产生相同的效果,而最简单最容易实现的就是泡澡了。

另外,还有一个关键,那就是温水。因为脚部的毛细血管中血液的流动较为缓慢,要让脚部周围多余的水分流走必须要 30 分钟左右的时间,如果在较热的水里短时间泡澡,然后再快速按摩的话,是不能得到很好的效果的。想要使入浴的时间达到 30 分钟以上的话,最好还是选择温水泡澡。请大家也一定要尝试一下这些美腿模特们的这些方法!

● **下半身的淋巴按摩**

① 在温水中泡澡 30 分钟
　以上。
　※ 脚跷到浴槽边上。
　※ 慢 慢 地 转 动 脚 踝
　　数次。

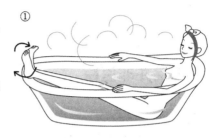

② 用手指对脚趾之间进行
　按摩，20～30 次。
③ 用大拇指慢慢按摩脚心。

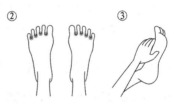

④ 多次按压从脚踝到小腿
　肚之间的部位。

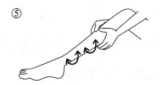

⑤ 用双手用力握住脚踝和
　小腿肚。

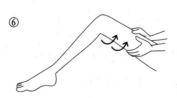

⑥ 慢慢揉搓从膝盖后面到
　大腿较柔软的部位。

图 1　下半身的淋巴按摩

美容院并非医院

在美容院外面经常可以看到"进行淋巴按摩可以消除浮肿","美容院可以让你变漂亮"等这样一些对女性很有吸引力的招牌。现在,淋巴按摩变得非常流行。很多人都知道有淋巴这种物质,但是实际上却对淋巴知之甚少,专门研究淋巴的专家也非常少,因为这些原因,所以这些美容院打出了这样的广告。

部分这种美容院还对淋巴按摩进行了很奇怪的解释,可能是在书中学到了一些皮毛。去美容院可以使得身心得到治愈,也可能改善身体的状况,所以完全没有问题,但是,请大家不要盲目迷信美容院。健康人做按摩可能没有任何问题,但是,如果对生病的人做了不正确的淋巴按摩的话,有可能使得病情更加恶化。为了给这些人敲响警钟,这也是我写本书的重要的理由之一。

在宽敞舒适的美容院里做精油按摩确实是一件很舒服的事情，也可以让精神得到放松。通过美容师对手脚的按摩，对于促进淋巴的循环是有一定效果的。

精油的香味，按摩的快感，宽敞舒适的环境，再加上对淋巴的刺激，这些加在一起使我们的身体感觉非常好，而并不仅仅是按摩带来的效果。

但是，这跟生病而引起的浮肿完全是两回事。例如，乳腺癌患者在手术之后容易出现浮肿，所以他们要定期去医院，必须让专门的医护人员对他们进行按摩。这属于康复训练的一部分。

在乳腺癌手术之后为了消除浮肿而选择去美容院等地方是不可取的。因为美容院不是医院，它们只是在身体健康的情况下，为了放松身心而去的场所，所以大家一定要谨记这一点。

淋巴循环变好的话，会对身体带来各种各样的好影响。这是没有错的，但是，通过淋巴按摩并不能对特定的部位起作用。所以，淋巴按摩并不能治疗癌症，也不能让人变瘦变美。淋巴按摩有可能通过对身体整体的调节而使得皮肤更有光泽，使得新陈代谢变得活跃从而使人变瘦，但是在美容院进行的按摩不可能治疗任何疾病。大家在去美容院的时候，一定要牢记这一点。

什么是穴位

东洋医学认为人的身体各个部位都有穴位。有的穴位可以促进胃肠蠕动，有的穴位可以减轻眼睛的疲劳，有的穴位还可以增进食欲，东洋医学认为所有的身体部位都有穴位。而这里所谓的穴位，在西洋医学中并没有被探明到底为何物。

现在关于穴位仍然有许多未解之谜，但是，研究认为穴位和淋巴的循环是有关系的。简单地说，通过刺激各种穴位，人体的自主神经和感觉神经会受到刺激，同时可以促进淋巴循环。最终，刺激穴位可以对所有的身体内部的脏器带来良好的影响，这恐怕就是所谓的穴位的作用。

实际上，比如像小腿胫骨这样坚硬的部位，是没有穴位的。所以即便用力按压小腿胫骨，也只是会觉得疼痛。另外，按压太阳穴的时候会感觉很舒服，但是按压额头却没有什么特别的感觉，因为像额头这样的地方几乎没有淋巴经过。这样看来，淋巴循环和穴位仿佛有什么关系，这也是今后一个非常有趣的研究课题。

按压脚底可以减轻疲劳，睡觉前让小孩给自己揉揉肩膀，以前的人虽然不知道淋巴和穴位的存在，但是他们在长期的生活中积累了这样的智慧，自然而然地对自己的身体进行着护理。即便没有专门的知识，但是人们也知道哪些对自己的身体好，所以人们一边倾听自己身体的声音，一般做着不生病的努力。人类真的是很有智慧啊！

以前有一种说法，就是摩擦干布能让人避免得感冒。我小的时候，在寒冷的冬天的早上，父母也让我这么做过。摩擦干布的目的在于通过用干布摩擦皮肤的表面，使身体的体温上升。由于很努力地晃动并且摩擦胳膊，身体就会变暖和，但是从医学上来看，这样的摩擦并不能促使淋巴循环变好。

如果想要促进淋巴循环，与其说用力地用干布摩擦皮肤，还不如像美腿模特那样，慢慢地按摩效果会比较好。也就是说以前人的智慧并不都是有用的，对于穴位的说法也不可盲目相信。如果身体的某个部位疼痛，强忍着疼痛去按摩是没有意义的，按压穴位也是因人而异的，所以要选择自己觉得最舒服的方式才是最好的。

泡热水澡能够刺激痛觉

进行淋巴按摩的时候，泡温水澡是最好的。泡 30 分钟左右的温水澡，并且按摩自己的手和脚，能够使淋巴循环变得更加通畅。与此同时，还可以使身心得到放松。身体和心灵的护理同时进行，这是很重要的。

泡温水澡是有科学根据的。我们的身体有感觉冷热的功能，有时候觉得有点热，而有时候觉得有点冷了，这就是所谓的我们皮肤的感觉。在各种温度感觉中，我们的皮肤在寻找着最舒服的温度。

摄氏38度的热水中，皮肤的这种温度感觉就可以充分地发挥作用。如果觉得有些凉，可以把水温调到39度。这种温度调节的功能可以找到让我们身心都感觉舒服的温度。但是，一旦水温达到42度，就没有了这种温度感觉，取而代之的是一种疼痛的感觉。也就是说，身体不是觉得热，而是觉得疼。这种热度对身体来说是一种危险的信号，因为身体觉得不舒服，精神上也不能放松。因此，大家还是不要泡这种会刺激身体痛觉的热水澡比较好。

所谓的热的感觉会通过神经的高速通道传达给大脑。稍微摸一下热水就会立马感觉到烫，会立刻把手缩回来，这是因为大脑立刻感知到了危险。而另一方面，对于冷的感觉却是通过一般道路缓慢地传送给大脑的，所以手放在冷水中还是可以忍受几秒钟的。这是因为冷感传送到大脑的速度比较慢而造成的。但是，如果触摸冰块的话，手会觉得疼，这是因为痛觉察觉到了危险。

不管是哪种感觉，都是我们身体所具备的温度感觉。在泡澡的时候最重要的是要选择能让身体的这种温度感觉发挥作用的水温，刚进入浴槽的时候可能会觉得水温不高，但是泡 30 分钟的话可以使我们的身体从内到外都暖和起来，像这样花一定的时间让身体变暖和，会使我们的淋巴循环变得顺畅。

按摩泡泡浴的效果

身体碰到别的东西的时候的感觉被称为触觉。这种触觉有一种可以马上使身体习惯的特性。

例如，穿裤子的时候，就可以感受到裤子接触身体的感觉。如果买了新裤子的话，有可能会感觉到松紧带有些紧，或者是觉得这条裤子的触感不好等，所以说身体是可以确确实实感受到穿裤子时候的感觉的。

但是，等穿上了衬衣和外套要出门的时候，就会忘了裤子的存在。与其说是忘了裤子的存在，不如说是已经不再注意到裤子了。也就是说已经习惯了穿裤子的感觉了，没有人会一整天都很在意内衣和衣服的触感。

我偶尔会戴着眼镜洗脸，戴着眼镜的时候，鼻子和耳朵上当然会留下戴眼镜的触感，但是这种感觉会马上消失，集中精力做别的事情的时候，就会忘记自己戴着眼镜了。这并不是因为犯糊涂了或其他原因，因为人类的触觉就是这样的。

考虑到人类的这种触觉的特性，就有必要在泡澡的时候下点功夫。在刚泡进温水浴池的时候，身体的温度感觉会一下子被刺激到，感觉非常舒服。但是过了两三分钟之后，身体就习惯了这种温度感觉，泡澡的舒服程度也随之递减。

这时，建议大家时不时地用手搅动浴池中的水，浴池中的水流动起来可以重新刺激身体的触觉。一直待在温水中不动的话就感觉不到，但是用手搅动浴池中的水的话就可以重新感受到泡澡的舒服。这就是按摩泡泡浴为什么会让我们感觉很舒服的原因。因为泡泡浴中的泡泡可以刺激我们身体的触觉和温度感觉，这是给我们的身体带来舒服感的真正原因。

同样地，在浴槽中按摩脚的时候，如果保持一定的强度不变，脚就会习惯这种感觉。所以要时而用力地按摩，时而轻柔地按摩，这样做可以让淋巴循环变得更好。

消除心神不宁的方法

当我们生病的时候，我们会觉得心神不宁。不管是肉体上的疾病还是精神上的疾病，都是一样的，都会让我们感到非常的心神不宁。我认为作为医生，缓解患者的这种不安定的情绪是医生非常重要的责任。当然，第一要务是给患者治病，但是，仅仅治病是不够的。如果仅仅是把患病的地方摘除，然后就认为大功告成的话,这并不能算是很好地履行了医生的职务。我一直都跟我医学部的学生传授这样的理念。

在日本,把来医院就诊的人称为"患者",请大家看一下"患者"的"患"这个汉字,它的意思是"在心里插上了竹签",这个字正显示了患者内心的不安。另一方面,在英语中,患者被称为"Patient",这被翻译为"忍耐着的人",也就是说,所谓的患者是忍耐着病痛折磨的人。东方和西方文字的不同,表现出东洋医学和西洋医学对于患者的看法的根本性差别。最早使用"患者"这个汉字的是学习了兰学和汉学的日本医生,所谓的生病的状态就是在心里插上了竹签的状态,这真是很棒的解释。

这里我给大家介绍一个消除心神不宁的小故事。

在大阪的一所中学的保健室里,有一位保健教师。所谓的保健室就是当学生心灵受伤了之后去的地方,像寺庙一样的存在。当然,如果发热或者是受伤了的话,学生也会来保健室,但是来保健室的大部分孩子是由于心理的问题。

某一天，有一位男孩子来到保健室，老师问他："怎么了?"可他什么也不回答，缄口不言，于是老师就马上明白了，他不是生病或者受伤了，而是心里出了问题。

于是，老师让这位男同学躺在床上，然后递给他一个暖暖的热水袋。

"把热水袋放在肚子上暖一下，慢慢躺下来。"老师说。

男同学按照老师的指示，把热水袋抱在肚子上，然后横躺了下来。过了一会，这位男同学从床上起身，开始跟老师说话了。"老师，其实是因为……"这就是这位保健教师所实践的"热水袋疗法"，也许称之为疗法不恰当，但是通过热水袋让肚子周围变暖和，同时也减少了内心的心神不宁。当心情稳定下来之后，就开始诉说心里的话了。我认为这是非常好的一种处理方法，并且我认为这也是有医学上的依据的。

例如，婴儿在夜里哭的时候，用温暖的手掌慢慢地抚摸他的肚子，基本上都会停止哭泣。这是因为他们不是由于哪里疼才哭，而是由于感觉不安才哭的。为了消除这种不安感，以前的妈妈们都自然地采取温柔抚摸婴儿肚子的方法，这正是很好的一种处理方式。

如此考虑的话，背婴儿也是非常有道理的一种方式。妈妈背着婴儿的话，婴儿的肚子就会紧紧地贴着妈妈的后背，也可以通过肚子感受到妈妈身体的温暖，这是一种无需用语言表达的安心感。

但是，最近把婴儿抱在前面的母亲越来越多了，这是西方的做法，为的是随时可以看到婴儿的眼睛和表情，因为他们认为经常与孩子进行眼神的交流是很好的。

当然，眼神的交流是很重要的。但是，对于刚出生的婴儿来说眼神交流是很难的。比起眼神的交流我认为还是让他们用肚子感受到妈妈的体温比较好。因为并不是整天都要背着孩子，所以并不耽误孩子和母亲之间眼神的交流。但是更重要的是，要经常抚摸孩子的肚子，或者是紧紧地抱住孩子，多和孩子有身体的接触。

如果被谁拥抱就可以感受到那个人的体温，拥抱可以消除人的心神不宁,这不仅对于婴儿有效,对于成年人也是一样的。日本人没有拥抱的习惯,简单的握手也是可以的,人与人的相互接触可以使人的内心得到治愈。

于是,就可以明白为什么有人喜欢去美容院了。并不仅仅是因为按摩让我们的身体感觉舒服,同时,由于感觉到别人的体温,自己的心灵也可以被治愈。美容师用温暖的手抚摸我们做按摩,这种惬意的感觉会减少我们的心神不宁和烦恼,我认为这是美容院最大的效用所在。

保持心情舒畅是一种科学

在我们按摩或者适度的锻炼之后,都会感觉到非常畅快。"啊,好舒服呀!"那么这种舒服的感觉到底从何而来呢?

最基本的解释是这种舒服畅快的感觉是由于血液

循环变好而带来的状态。也就是说血液在全身顺畅地流动，没有停滞，这样的话那些代谢废物就不会在体内停留，也可以通过尿液等不断地排出体外。

另外，如果血液循环通畅的话，淋巴的流动也会比较顺畅，这样就不容易出现浮肿，虽然我们不能切实地感觉到血液是否在哗啦哗啦地流动，但是仍然会感觉身体非常轻松舒服。同样的，我们也不知道现在淋巴液正在什么地方如何流动，但是无论是血液还是淋巴液，如果他们在某个地方停滞的话，我们会感觉到不适。

所谓的心情舒畅其实就是没有什么不适的感觉。我认为，人们的血液和淋巴液只要正常地流动，人的身体就基本上处于舒适的状态。

而在按摩小腿肚等地方的肌肉时，确实会明显地感觉到很舒服，这是有医学上的原因的。

血液的循环随时都在我们的体内进行着，不管是坐着还是睡觉的时候，血液都在体内流动。如果血液停止流动的话，人就会死去，这是大家都明白的道理。

如果活动自己的身体的话，血液循环的速度就会变快，而如果一直不运动的话，血液循环的速度就会变慢。

特别是肌肉中的血液循环速度，运动的时候肌肉中血液循环的速度是静止时血液循环速度的 10 倍。也就是说，如果按摩小腿肚的话，血液的循环会瞬间加快，这也会促进淋巴的循环，所以我们会觉得比较舒服。血液和淋巴液的循环顺畅的话，也会传达到大脑，让大脑感觉到很舒适。关于这一点虽然还没有明确的解释，但是我认为，大脑感觉到舒服和血液以及淋巴液的循环是有关系的。

另外，还有一点，心情的舒适与新陈代谢也是有很深的关系的。如果新陈代谢比较好的话，体内脏器的细胞就可以很好地发挥它们的功能，所以为了让以心脏为首的各个脏器变得健康，改善新陈代谢是非常关键的。

请大家把改善新陈代谢和血液以及淋巴液的流通放在一起考虑，也就是说不管多努力地去按摩，如果细胞周围的新陈代谢不好的话，淋巴的流通也会受到影响。所以并不是说仅做淋巴的按摩就万事大吉了，需要对身体进行整体的护理，才会让我们保持身心畅快。

睡眠是让身体和心灵休息的最好方式

以舒适的姿势躺在床上，在脚下铺上垫子或者是毛毯之类的东西，让脚的位置高于心脏，这样淋巴的循环就可以变好，第二天早上起床后脚上的浮肿就会消失，人的身体就具备这样杰出的恢复能力。

这样做虽然可以让身体得到休息，但是如果有什么担心的事情或者是不安的话，就会躺在床上翻来覆去睡不着，所以心灵还是没办法得到休息。

如今在日本，有越来越多的人都患有这样精神上的疾病。从医学的角度来解释心神不宁的话，认为心神不宁的原因主要来自大脑。在人体脑干的内部，有一个被称为中缝核的地方，这个部位可以传导羟色胺这种化学物质，从而引起人的心神不宁。人受伤的时候，痛觉神经的一部分会把信息传递给中缝核，中缝核中也会产生大量的羟色胺，然后发出"身体有异常情况，请注意！"这样的信号。正是由于有这样的信号发出，心脏才会加速跳动，人才会感受到不安。

医院的精神科医生所开的抗精神不安药物中，也会对脑干中的中缝核起作用。另一种抗不安的处方药是安眠药，它能使人发困，从而减少不安的感觉。实际上，睡眠是让心灵得到治愈的最好方式。

有时候我们会因为有担心的事情或者是内心不安而难以入睡，虽然没有到去看精神科医生的程度，但是思来想去，疑虑重重会让我们越来越睡不着，然后不知不觉天就亮了，接下来一整天就会感觉昏昏欲睡，没有精神。我想很多人都有这样的体验吧！

总之，最好的解决方式就是什么都不要想去睡觉。很不可思议的是，人只要在黑暗的夜里考虑事情的话，就无论如何容易陷入负面思维。"啊，怎么办呢？那件事能不能顺利进展下去呢？要是不能顺利进展下去的话该怎么办呢？"诸如此类，就会越想越偏激，越想越差。

　　这个时候，就告诉自己："今天晚上什么都先不想，先睡一觉，起来之后明天再想。"例如，假设你晚上睡觉的时候担心10件事情，如果一直去想这10件事情的话，担心的事情会增加到20件或者是30件。但是，如果不去想这些担心的事，而是去睡觉的话，早上醒来的时候，担心的事情就会减少为两三件，会感觉到"昨天让我那么烦恼的那些事，其实也没什么大不了的嘛！"

　　烦心事是会受到每个人性格不同的影响的。爱操心的人总会因为一些小事而烦恼，而有一些人就可以马上忘记烦心的事，所以一样的生活，如果每天因为一些小事而闷闷不乐的话岂不是太吃亏了嘛！人的性格是可以随着心态的调整而改变的，如果你可以掌握忘却烦恼的本领，那么现在你的烦心事一定会减少一半的。

　　要减少烦心事或者是不安的情绪，最好的方式就是睡觉。首先，一定要过有规律的生活。晚上11点一定要上床睡觉，早上要6点钟起床。如果可以养成这样有规律的作息习惯的话，就算有时候多少有些会心神不宁，也会由于瞌睡而停止思考。最好的养成心灵健康的方法就是尽管有烦心事，但是想起来的时候就已经睡着了。

关于睡眠我再多说几句，有两个关于睡眠的单词大家应该听说过，一个是快速动眼睡眠，另一个是非快速动眼睡眠。这两个词语分别表示睡眠的深浅程度，睡眠可以分为深睡眠和浅睡眠。

所谓的快速动眼睡眠就是指只有大脑表层在休息的状态。在这种状态下，眼珠子会不停地转来转去。它的英语表达为：rapid eye movement，取这三个单词的首字母，就是所谓的 REM 睡眠。人在做梦的时候就是这种 REM 睡眠状态。

另一方面，所谓的非快速动眼睡眠指的是大脑深层都得到了休息的状态。如果人进入了这种深层睡眠的话，轻微的声响是不会把人吵醒的，这是一种熟睡的状态。快速动眼睡眠和非快速动眼睡眠在一晚上的睡眠过程中不断地交替重复，至于为什么会有这两种睡眠状态至今也没有明确的解释，但是这确实是非常好的睡眠系统。

　　总之，无论如何，睡眠都是让身体和心灵得到休息的最好方式，请大家一定要在日常生活中充分意识到睡眠的重要性。

第五章

不让淋巴阻塞的理想生活习惯

改变走路方式

　　最近兴起了追求健康生活的热潮，醉心于马拉松和步行锻炼的人越来越多。适度的运动会使淋巴的循环变得更加顺畅，也可以增加新陈代谢的速度。像马拉松呀，步行这样的运动，既不花钱也不需要特殊的场地，我认为它们是很好的锻炼方式。

　　接下来给大家介绍一个步行锻炼时的诀窍。所谓的步行锻炼并不是漫无目的的散步，当然散步对于愉悦身心是很好的，如果想要给身体增加一些负荷的话，提高步行的速度会比较好。步行的速度最好能使心跳稍微加速，并且达到稍微出汗的程度是最好的。

　　另外，除了提高步行的速度，还要在快走之后试着一边抬高膝盖一边走路，就像白金汉宫的那些皇家卫队一样。保持这样的姿势走几分钟之后，接下来尝试一下迈大步走，要让自己脚后跟部位的阿基里斯腱充分地伸展开来。

快走 5 分钟，像皇家卫队那样高抬腿走 5 分钟，然后再迈大步走 5 分钟，这样的三个步行方式为一组。当然，并不是一定要每种方式走 5 分钟，大家可以根据自己的体力来安排时间，然后一组一组地完成这些动作。通过完成这 3 种类型的走法，新陈代谢的速度会变得更快，肌肉的水泵作用也会充分地发挥作用。所以，不要漫无目的地长时间散步，而应该注意走路的方式，将意识集中在脚部和全身。

如果能做到从公司下班回家后，再出门去锻炼当然很好，但是很多人会觉得这样很麻烦，特别是女士，还需要专门换上运动服。太过于在意保持步行锻炼的习惯反而会增加心理的负担，适得其反。

所以，倒不如在从公司到车站的路上，或者是从离自己家很近的车站到家的路上进行步行锻炼。不过像皇家卫队那样高抬腿走路确实有点不好意思，不过稍微迈大步走应该没有人介意。所以大家可以试着用快步走和大步走交替的方式从车站走回家，这样应该对于促进淋巴的循环也是很有效的。

如果你的公司离车站很近，那不妨绕远路试一下，如果天气好的话，可以走一站地。不要总是想着下一班快速列车的时间，而要把注意力集中在走路上。这样才会有益于健康，并且让人心情愉悦。

反正我们每天都要走路，如果不走路的话哪里都去不了，也不能工作。所以，索性享受步行的快乐，找到一个适合自己身心的步行锻炼法。

生活中避开便捷，选择不便

家庭主妇这个群体中的妇女能够做运动的时间越来越少，虽然做家务还有照顾小孩等工作也很累，但是比起上班的女性来说，她们活动的时间是比较少的。活动的时间少就意味着使用肌肉的时间少，而运动肌肉和不运动肌肉之间，淋巴和血液的流动速度相差10倍之多。所以，尽管主妇们忙于做家务，没有时间去锻炼身体，但是，主妇们在做家务的时候，还是应该尽量多地锻炼肌肉。

这里给家庭主妇们一个建议。例如，以主妇们在厨房做饭为例，现在的厨房都是系统化厨房，非常便利，主妇们稍微改变一下身体的朝向就可以拿到自己需要的所有东西，而在以前，厨房都搭建在三合土地面上，做饭需要来回走好几趟，比如说去屋外拿蔬菜呀，搬起压泡菜的石头……过去准备饭菜是相当花体力的。

但是，现在由于各种方便的家用电器的出现，使得需要花费的体力越来越少，但是为了锻炼身体，大家可以尝试着故意避开便捷，选择不便。

厨房里都装有橱柜，大家都会理所当然地把经常使用的厨具放在容易取的位置，而把那些一年中也用不了几次的东西放在橱柜的最上面，如果要取它们的话还需要搬个小板凳之类的，站在上面。

大家可以尝试把厨具摆放的位置颠倒一下，把经常使用的厨具故意放在最上面，然后在厨房里随时都准备一把小椅子之类的垫脚用的东西，这样一来，每天就需要上上下下好几次，自然而然地可以使肌肉得到锻炼。刚开始大家可能会觉得麻烦，但是习惯了就好了。最重要的是这样一边做饭，可以一边促进淋巴和血液的流动，没有比这种方法更省钱的了。

另外，如果你住在 5 楼，那么要尽量走楼梯。还有在使用吸尘器打扫卫生的时候，晾晒衣服的时候，都可以想办法去锻炼肌肉。

做家务的时候有各种各样的做法，在选择这些做法的时候，应该尽量选择比较麻烦的、不方便的方法。如果只注重方便，只选择比较容易的方法的话，那么最终会反映到自己的身体上，不利于身体的健康。

销售员吃午饭的时候尽可能席地而坐

在公司里，会有很多销售人员，包括男性销售员和女性销售员，他们一整天都在外面跑业务，非常辛苦。

他们做的并不是步行锻炼那么轻而易举的锻炼，他们一天内不止走一万步，而是走两万或是三万步，到了傍晚，他们的脚就会浮肿得很严重。

因为这就是销售员的工作，他们无法避免，但是，他们至少可以在吃午饭的时候让脚得到休息。在吃午饭时，大家会考虑要去哪家店，为了避免麻烦，很多人会选择去快餐店或者是站着吃的店。没时间的时候选择去这些店也是没有办法的，但是如果稍微有点时间的话，推荐大家去那些铺着席子的日式餐厅里就餐。

这些铺着席子的日式餐厅并不是什么高级的饭店，街上的中餐馆和荞麦面店很多都有座椅和席子两种座位，当店员问你要选哪种座位的时候，很多男士会选择有椅子的座位，因为席子的座位还要把鞋子脱掉非常麻烦。

请大家不要怕麻烦，选择坐在铺席子的座位上吧。因为脱掉鞋子可以让自己的脚部的血管得到放松，方便的话还可以伸伸脚，轻轻按摩一下小腿肚。在等待上菜的时候，可以做这些运动，这样的姿势保持30分钟左右，就可以减轻脚部的浮肿和疲劳。当然也不用太拘泥于铺席子的座位，只是大家在选择的时候请尽量选择这样的餐厅。

另外，有铺着席子的座位的餐厅一般都是日式餐厅，日式餐厅的饭菜比起有很多油炸食品的西餐还是比较健康的。所以可以在日式餐厅一边让自己的脚得到休息，一边享用比较健康的食物，这岂不是一举两得嘛！

在通勤地铁里坚持站立

每天早晨挤通勤地铁对于人的身体和精神都会带来巨大的压力。特别是在东京或大阪等大都市里生活的上班族，他们每天都要在通勤地铁里被挤得像寿司卷一样，简直是一种痛苦的修行。

如果通勤时间在 1 个小时以上的话，大家都会理所当然地想要找个位置坐下来。所以就算是早上早些出门，或者是乘坐下一班地铁，也要找个位置坐下来。因此大家经常可以看到地铁门即将打开的时候，排着长队的人们就纷纷涌入地铁里，开始了争抢座位的大作战。

运气好的人就可以找到座位坐下来，而那些找不到座位的乘客就会觉得很倒霉，早上特意早点从家里出来却没抢到座位，真是白白努力了一场。这样一想的话，精神上就会感觉失落，到公司的时候整个人都没有精神了。你有没有这样的经历呢？如果每天都重复着这种情形，压力就会越来越大。

所以，不如尽早改变自己的思维方法，如果运气好能找到座位的话就算了，但是如果运气不好没能找到座位，那就把它当成站着锻炼自己脚部肌肉的好机会吧！

请大家尝试着站在地铁上，手握吊环，时不时地踮起脚尖。踮起脚尖的站立姿势可以让小腿的肌肉得到很大的锻炼。小腿肚被称为第二个心脏，所以它是身体里非常重要的一部分。正因为小腿肌肉的作用，静脉和淋巴中的血液和淋巴液才可以顺畅地流通，这也就是肌肉发挥的水泵作用。在地铁上站着的时候，时而用脚尖站立，时而用脚后跟站立，这样就可以使自己的小腿肌肉得到锻炼。所以，并不用专门去健身房，这样也可以起到同样的作用。

另外，如果运气好，找到了座位，恐怕也是被挤得紧紧的状态，为了不给旁边的人添麻烦，所以我们坐着的时候尽量不移动身体或者是脚。但是如果保持同样的姿势坐1个小时之久的话，恐怕比站着对身体带来的负担更大。坐着的时候也不能转动脚踝，所以淋巴和血液的流通就容易不通畅，从医学的角度来看，比起一直保持同一个姿势坐着，还是用脚尖或脚后跟站着的姿势有利于健康。

站着的时候也不容易有精神压力。如果一直想要坐下却一直找不到座位的话，精神上就会有压力，而如果觉得找不到座位的话就站着也挺好的，这样就不会有什么精神压力了。所以，保持积极乐观的心态，你就可以把通勤地铁变成健身房啦。我认为保持这样从容的心情是非常重要的。

即便喝很多水也不会浮肿

我们经常会听到有人说，喝太多水容易让脸变得浮肿，不出汗的话身体也会容易浮肿，其实这些说法都是错误的。当然，如果过度地摄入水分，会造成水中毒这种疾病，但是一般大家都不会喝那么多水。所以，正常生活的健康人，不会由于水分摄入量的多少而引起身体表面发生任何变化。

那么，我们的身体摄入水分的原理是怎样的呢？用一句话来概括的话，就是为了调节体内血液中盐分的浓度。人类的身体中，必要的盐分的浓度是固定的。

例如，如果血液中盐分的浓度升高 1‰的话，这个信息就会传达到大脑的视丘下部的位置，大脑就会发出摄取水分的指令。这就是我们觉得口渴的状态。

另外，当我们去外面的餐厅吃饭的时候，经常会有觉得口渴的经历。当然并不是所有的餐厅都是这样，但是大多数餐厅的食物中所含的盐分浓度是比较高的。他们的盐分浓度是在家里做饭时的1.5倍。这可能是由于盐分稍微高点可以让人觉得味道好的缘故吧！

很多时尚的餐厅都设置了饮料自助区。也就是说，交一定的费用之后果汁和咖啡等饮料就可以随便喝，大家可能觉得喝不了那么多，但是由于餐厅做的菜本来味道就比较重，所以会很容易口渴，而饮料自助的形式正是弥补了这一点。一边吃味道较重的饭菜，一边喝甜饮料，外面的餐厅就是通过这种方式让我们的身体取得平衡，这样也可以收取一定的费用，可见经营者还是很有商业头脑的。

我并不是要批判这些饮食行业，但是大家一定要明白在外面的餐厅吃饭的话，饭菜的盐分浓度是比较高的。如果一个月出去吃一两次，那应该没有什么影响，但是我不建议大家每天在外面吃饭。如果吃了什么东西之后觉得口渴，那就说明你所吃的东西里面含

有的盐分比较多，大家应该尽量避免摄入过多这样的
食物。

　　除此之外，在我们出汗的时候，身体的水分就会流
失，血液中的盐分浓度就会自然变高。所以，出汗的时
候也容易口渴。夏天做了剧烈运动之后，会感觉嗓子
非常干，所以就会喝大量的水或者是茶，有时候摄入的
水分已经可以让盐分浓度恢复正常了，但是我们可能
会由于口渴而不自觉地摄入过多水分。但是，大家不
用担心，如果大脑判断出摄入的水分太多的话，多余的
水分就会通过排尿而排出体外，所以多余的水分不会
一直堆积在体内的。

　　夏天的时候，由于容易出汗，所以即便摄入大量的
水分，排尿的频率反而可能会下降。这是因为从大脑
的下垂体中会分泌一种叫做赖氨加压素的激素，这种
激素可以让小便的次数减少。因此，大家会发现夏天
的时候小便的颜色是比较重的黄色。

　　而冬天时，由于不怎么出汗，反而小便的次数会增
多。出汗，排尿以及口渴，这 3 种现象在我们人体内部

调节着盐分的浓度，只要它们能够正常工作，就不用担心多余的水分会积存在体内，也不用担心会因此而造成浮肿。

但是，随着年纪的增长，大脑判断盐分浓度的功能就会减弱。夏天出汗的时候，血液中盐分的浓度变高，年轻的时候大脑会立刻下达"去喝水"的指令，但是，随着年纪的增长，大脑下达这个指令的速度就会变慢，因此口渴这种感觉也会逐渐变得迟钝。

如果血液中盐分的浓度持续偏高达到几个小时的话，就会引起脱水症状。

老年人和婴儿容易发生脱水症也是出于这样的原因。特别是婴儿，一定要记得经常给他们补充水分。如果婴儿体内的水分充足的话，他们就不想再喝更多的水，如果硬让他们喝的话，他们的身体也有办法控制摄入的水分的量，从而不至于让他们摄入过多的水分。

至于老年人，就应该自己多注意一下，有时候即使不感觉到口渴，也要记得经常补充水分。

江户时代的草本学者贝原益轩在他的《养生训》一

书中记载了关于预防夏天中暑的方法。首先，早上起床的时候吃一颗干梅，并且喝一杯茶。

　　然后，吃饭完之后，一定要在饭碗中倒入茶水，把混有米粒的茶水一起喝下。他的这本书中是这样记载的，并没有说让我们多喝茶，而是让我们在吃完饭以后，像洗碗一样，在碗中倒入茶水，混着米粒一起喝下。

　　如果养成这个习惯的话，不管口渴还是不渴，每当吃饭的时候都可以摄入一碗水的水分。一碗水大约有250毫升，这样一天下来就可以补充大约一升的水分。补充这么多的水分就不可能会中暑了。贝原益轩在那个时代就写下了这么有道理的话，我觉得他实在是个了不起的人。

小孩到五六岁还尿床不必太在意

　　有些母亲发现自己的孩子已经上小学了，可还是尿床。于是就担心是不是有什么疾病，很多母亲会来医院咨询,特别是男孩子的妈妈比较多。但是,大部分情况是不用担心的。

人的身体实际上具备很好地调节水分的作用,它能使我们的身体中的体液一直保持一定的盐分浓度,如果出汗的话就补充水分,如果喝太多水的话就通过尿液排出体外。特别是小孩子,他们的新陈代谢比较活跃,所以会摄入大量的水分,然后也会排出大量的汗液和尿液。

而男孩子都比较爱动,一般都不会安安静静地待着,总是跑来跑去,出了满身的汗。对于健康的小孩来说,运动量大所以就会出汗,这是很正常的。并且他们的体温也比较高,所以经常要补充水分,于是就会喝很多水或者是茶。在他们睡觉前也同样会喝很多水,所以夜里就会想要撒尿,但是由于他们白天玩得太累了,所以就醒不了,这样一来,他们会尿床也是很正常的。

如果这种情况在孩子过了 10 岁之后还没有改善的话,那就有生病的可能性了。如果真的是这样,就可能是其他原因引起的,但是如果小孩在 10 岁之前尿床，家长就不需要那么紧张。

　　从补充水分的角度考虑，摄入过多的水分是对身体没有害处的。如果喝了太多水，可以通过排汗或者是排尿把多余的水分排出体外，真正可怕的是身体中水分不足的时候。

　　小孩的身体构造比较发达，他们体内的细胞周围可以积蓄大量的水分，以备不时之需。所以小孩的身体看起来总是圆嘟嘟的。

　　随着年纪的增长，身体的这种存储水分的能力就会下降，并且大脑传递口渴的信号也会变迟钝。因此，需要大家有意识地补充水分，如果体内的水分不足的话，为了维持身体功能的正常运转，就需要使用细胞内的水分，而被剥夺了水分的细胞就会死去。如果这样的情况反复发生的话，体内的细胞就会不断死去，皮肤表面就会出现皱纹，皮肤也会变得很粗糙。

　　如果大家想一直保持年轻的肌肤的话，就一定要经常补充水分。总是很漂亮的那些女演员，经常会说："我每天早上起床后，一定要先喝一杯水"。她们的话是很有道理的，早晨起来喝一杯水，是保持年轻的秘诀。贝原益轩先生在他的书中也是这么叙述的。

为什么会出现皱纹

随着年龄的增长，无论是谁都会长皱纹。特别是对于女性来说，皱纹是美容的大敌。随着皱纹的增加，原本娇嫩的肌肤表面也会变得比较干燥。其原因用一句话来概括就是因为细胞周围的水分减少了。

我们体内的水分被称为体液，可以大致分为两种。一种是细胞内部的水分，叫做细胞内液，大约占人体重的 40％。另外一种是细胞外的水分，叫做细胞外液，血液等就属于这一类，大约占人体重的 20％。所以，细胞内液和外液加起来一共占体重 60％，它们构成了我们的身体，因此可以说人的身体有 60％都是由水构成的。

那么，如果细胞内液极端减少，就会导致死亡。比如，人中暑了之后会出现脱水症状，严重的时候可以致命。其原因就是细胞内液急剧减少造成的。

但是这种症状一般不会发生，一般情况下，如果细胞内液减少的话，细胞外液就会进入细胞内，补充水分。在细胞内液下外液之间只隔着细胞膜，水分和一切能够透过细胞膜的物质，都可以在细胞内液和外液之间进行交换。这是一个多么完美的系统啊！

细胞外液的水分也可以分为两类。第一种是流入心脏或者是血管中的血液，它们大概占人的体重的十三分之一。我的体重是65千克，其中大概有5升的血液。这5升的血液中，大概有十分之一也就是500毫升的血液即使流失也不会对身体造成很大影响。例如，我们在献血的时候，健康人可以最多献400毫升。以前规定只可以最多献200毫升，但是现在就连女性都可以献400毫升了。另外，在生小孩的时候，如果出血量在500毫升以下的话就没有必要进行输血。

那么我们先把血液的话题放在一边，回到细胞外液的话题中来。我们身体内的水分系统有一种被称为补偿功能的功能。例如，当我们大量出汗的时候，假设身体内的水分丧失了 500 毫升，那么大脑就会下达补充水分的指令，而如果没有补充水分的话会怎么样呢？

如果出现了这样的状况，失去的 500 毫升水分就会从人的细胞与细胞周围的组织之间的场所来供应，这个场所被称为"组织间隙"，也就是身体内贮藏水分的贮藏库。而这个贮藏库中的水分会随着年龄的增长而逐渐减少，这也正是产生皱纹的原因之一。

婴儿的身体总是胖嘟嘟的，其原因也是组织间隙这一贮藏库中的水分多而产生的，婴儿的身体里贮藏了大量的水分，这恐怕是由于婴儿自己没有主动补充水分的意识吧。所以，如果他们的体内水分不足的时候，就可以通过体内贮藏的水分来进行补充。

因此，对于婴儿来说，水分是非常重要的。正由于他们水分的出入量比较大，所以要保持体内水分不能减少。小儿科的医生之间常常私底下把婴儿称为"水屋"，足以见得水分对婴儿是多么重要。反过来说，如果婴儿及时补充水分，他们的感冒就会马上治好。在发高热的时候,通过打点滴给他们补充水分,热也会很快退掉。

　　身体内贮藏的水分在过了 40 岁之后就会逐渐减少。也就是说,过了 40 岁,不管是谁都会产生皱纹。当然每个人的情况不同,但这就是自然的规律,为了抵抗这自然的规律就需要从平时开始注意多补充水分。

喝功能饮料会发胖吗

　　所谓的功能饮料,大家都很熟悉,它属于一种电解质饮料。那么它究竟是什么呢? 跟普通的水又有什么差别呢? 一言以蔽之,功能饮料是和体液有相同渗透压的一种饮料。

　　在某个著名的功能饮料的广告宣传中,宣称该功能饮料中钠元素的含量为 49 毫克,而人的血液中含有大概 140 毫克分子左右的钠,所以该功能饮料中含有的钠的值大概为血液中钠含量的七分之一。总之,人的身体内的水分渗透压是通过各种各样的盐类物质产生的。

那这又意味着什么呢？例如，普通的水中基本不含有钠，从自然界中取得的矿泉水中也只含有极少量的钠。

因此，如果水分中不含有钠元素的话，我们的身体就会将其判定为对身体来说是多余的物质，然后会将其作为尿液排出体外。当身体内水分充足的话，喝一升水，两三个小时后这些水就会作为尿液被排出体外。我们的身体就是这样运作的。

但是，如果喝的是跟血液有相同渗透压的功能饮料的话，因为它跟血液的成分相近，所以大脑就会将其判定为身体需要的物质，可以吸收一些，而不会将其马上排出体外，因此功能饮料喝了之后不会立即被排出体外。

在生理学试验中，让学生喝一升的电解质食盐水，也就是外科手术上使用的生理盐水。接着，学生们会感觉自己的体重增加了，实际测量一下确实发现他们的体重增加了。并且喝完生理盐水之后，他们也没有什么食欲了，这是因为一升的电解质饮料停留在体内，所以才会感觉体重上升，并且不觉得饿。

但是，睡一晚之后，学生们的体重就会恢复。而他们的体重恢复，并不是因为这些停留在体内的电解质水通过尿液排出体外了。

功能饮料和普通的水之间的区别就在这里。普通的水不管喝多少都会被排出体外，而功能饮料一旦进入体内，就会停留在体内，而不会马上排出。考虑到这一点，我不建议大家在口不渴的时候喝大量的功能饮料。

因为功能饮料中不仅含有盐分，还含有糖分，所以喝过多的功能饮料有可能造成摄取过多能量的结果。当然，如果是做了激烈运动之后，喝功能饮料的效果还是很好的，但是如果不感觉到口渴，还是不要养成喝功能饮料的习惯，可以将功能饮料和普通的水交换着喝。但是，对于那些不能大量饮水的老年人来说，功能饮料将是很棒的饮料，在炎热的夏天多喝功能饮料，可以预防中暑,效果非常好。

在不感觉口渴的时候,喝大量的电解质饮料的话,这些水分就会停留在组织间隙里,因此会造成一时的体重上升。但是睡一晚之后,多余的组织间隙的水分大部分都会通过淋巴管而进入血液,进而作为尿液排出体外。所以,结论就是喝功能饮料并不会引起发胖。

春夏秋冬都应出汗

提高新陈代谢的速度对于改善淋巴和血液的循环是十分重要的。而提高新陈代谢的速度就有必要适度地出汗。因为小孩子的新陈代谢速度比较快,所以他们稍微运动就很容易出汗。到处玩耍的小孩子会出很多汗,出汗之后喝一杯水,这样的生活对于淋巴的循环来说是最有利的。

但是,随着年龄的逐渐增长,新陈代谢的速度就会逐渐减慢,也会变得很不容易出汗。这是自然的老化现象，但我们却不能放任不管，必须有意识地让身体出汗。

通过泡澡，或者是积极地进行步行锻炼，来养成出汗的习惯是非常重要的。特别是跟男性相比，女性的新陈代谢速度较慢，也比较不容易出汗。但是，如果能在日常生活中培养起出汗的习惯，那么就有充分的提高新陈代谢的可能性。

在现代社会，如果什么都不做的话很难出汗。因为，夏天不管去哪里房间里基本上都安装有空调，在公司里面，虽然是盛夏，但是甚至会觉得有点冷。如果适应了这样的环境，那么对于我们的身体来说是弊大于利的。

正因为如此，我们有必要有意识地让身体出汗。在自己家里的时候，尽量不要在夏天开空调。如果实在难以忍受的话，就把空调的温度调高一些。稍微出些汗，用蒲扇扇一下，这样正好。

睡觉的时候，也尽量不要依赖空调，而应该打开窗户让自然的风进来。稍微出汗的话，会觉得口渴，觉得口渴的时候就喝水，在枕头边上最好放一瓶水。

另外，还有一点就是要注意自己出的汗。例如，步行锻炼的时候，比较一下一年前和两年前自己出汗的量，假如两年前走 5 步就会稍微出汗，而现在走 10 步也不怎么出汗的话，这就意味着身体的新陈代谢变差了。

要常常对比现在的自己和几年前的自己，这也是维持健康的一个很重要的要素。因为虽然同是 40 岁的人，每个人的情况都不太一样，有的人可以跑完整个马拉松，而有的人连 10 分钟可能都跑不了，也有的人会很容易就出大量的汗，而有的人却不容易出汗。这些也都是非常正常的现象。

我们人类比较容易跟其他人进行对比，不管是体力方面还是健康诊断的数值，我们总是容易跟平均值对比。然而，平均值只是一个大致的目标，不需要过于拘泥于平均值。因此，也就是说，我们不应该跟他人对比，而应该跟过去的自己进行比较。

二十几岁的时候，吃一些比较辣的咖喱饭就会出很多汗，但是现在却不怎么出汗了。这说明我们身体的新陈代谢速度在减退，如果发现自己的新陈代谢变慢的话，那就马上开始锻炼吧，这样的想法是很重要的。

出汗对于身体来说是非常重要的，出了汗之后进而补充水分，这样就可以改善淋巴的循环，把体内的疲劳物质排出体外。出汗的时候会感觉身体黏黏的，还有些汗腥味，特别是女性们比较在意这一点，但是从健康层面来讲，出汗就是健康的证明。"今天也出汗了"，像这样神清气爽的生活，才会使我们的淋巴流通顺畅，才会让我们更加健康。

喜欢吃盖浇饭的人多数吃饭较快

舌头的感觉，也就是味觉大概是到 5 岁左右才有的。如果妈妈做的饭菜味道比较咸的话，小孩子长大之后也会喜欢吃味道重的食物。如果妈妈做的饭菜味道比较清淡的话，小孩子长大后也会喜欢吃盐分少的食物。我们称之为妈妈的味道，这种说法不仅是表达对妈妈做的饭菜的怀念，也会对长大之后的饮食生活产生巨大的影响。

如果母亲是高血压的话，她的小孩得高血压的概率会变高。与其说这是遗传，不如说是饮食生活带来的影响。如果能发现自己摄入的盐分过多，而及时纠正这样的饮食习惯的话，就不会像母亲那样得高血压了。

吃饭快的人被认为容易肥胖，这在很大程度上也是受到家庭的影响。一边吃饭一边高谈阔论的家庭中，基本上不会有吃饭快的现象。慢慢吃饭意味着细嚼慢咽，这样会比较快就有饱腹感，于是吃的食物的量就会减少。但是，如果在家里被父母教育："吃饭的时候不要说话"的话，这样的家庭的孩子就会有吃饭快的倾向。不管是吃饭快还是慢，都是有一个限度的，总之从健康层面考虑，吃饭快对于身体健康是不利的。

另外，喜欢吃盖浇饭的人，也容易吃饭比较快。所谓的盖浇饭，实际上在味道上有些糊弄敷衍的嫌疑。如果是米饭，炸猪排，炒鸡蛋和清汤是各自分开的话，他们各自都有各自的味道，分得很清楚。但是，如果把这些东西混入一个碗中的话，味道就会混杂在一起，让人分不清楚味道是咸还是淡。总之，很多人就把它们一起送入口中，并且吃得很快，这样的吃法我是不推荐的。虽然有时候可以尝试吃盖浇饭，但是最好不要养成以盖浇饭为中心的饮食习惯。

小时候养成的饮食习惯长大后就很难改变，这并不是否定妈妈做的饭菜的味道，但是如果注意到自己摄入的盐分过多的话，比如说结婚后发现自己的口味偏重，就可以以此为契机改变自己的饮食习惯。要跟自己的另一半认真商量，将来培养良好的饮食习惯，这不仅是为了自己，也是为了以后的小孩的健康考虑。

除了饮食习惯，很多孩子的日常的生活习惯也是从父母那里继承下来的。例如，外出的时候，即使稍微走走楼梯就可以到的地方，有些人也一定要乘坐电梯或手扶梯。

这时候，我希望父母可以带领孩子去走楼梯，让他们体会到走楼梯的快乐。有些母亲认为坐电梯不是因为自己想坐，而是为了孩子着想，但是小孩子们却天生更加喜欢走路。

这些都是很小的事，但是如果能从小养成孩子喜欢运动的习惯的话，对于孩子们的身体健康是很有帮助的，他们会养成淋巴和血液循环比较通畅的身体素质，并且也会因养成了良好的生活习惯，而自然地使自己的免疫力得到提高。

能让淋巴流通顺畅的饮食习惯

什么样的饮食能让血液的流通变顺畅呢？如果改变了饮食习惯，就可以让淋巴的循环变好吗？曾经有人问过我这样的问题。答案是，并没有能让淋巴和血液流通顺畅的食物，也就是说，没有任何一种食物可以单独让淋巴和血液的流通变好的。

吃这样的食物能让血液流通变快，这样的食物能够预防癌症的发生，等等，像这种类型的出版物有很多。例如，有人说红酒中含有一种叫做多酚的物质，它能够预防癌症。虽然科学上还没有得到证明，但确实多酚这种物质本身并不坏。可是，因此就大量饮用红酒的话，就可能对身体的其他部位产生不良影响，过犹不及嘛！

换句话说，不论是什么食品，都含有对身体好的成分和营养元素。重要的是如何做到膳食平衡。

如果一味地摄取脂肪和糖分的话，对于身体健康是不利的。如果一味地喜欢吃肉食，也会引起疾病。相反，脂肪和糖分不足的话，对身体健康也是不好的。我只能建议大家要平衡膳食，也就是说要平衡地摄取各种各样的食物。

淋巴循环不好的一个原因是营养失调。听到营养失调这 4 个字，大家都会想到非常贫穷的国家的那些骨瘦如柴的人，而他们只是一些极端的例子，在现在的日本，基本上不会出现那样的状况。

但是,所谓的营养失调指的并不仅仅是那种饥饿的状态。极端地缺乏蛋白质,或者是基本上不摄入维生素等,这样的状态也被称为广义上的营养失调。例如,有些人在减肥的时候,一点都不吃米饭等含有淀粉的食物,这样也会引起营养失调的。如果身体内的营养平衡被破坏的话,随着白蛋白的量的变化,淋巴循环就自然会变得不顺畅。这样一来,身体的免疫力就会下降,从而会很容易得感冒之类的疾病。

看一下上班族的午饭食谱会发现,他们基本上倾向于只吃一种食物。比如说每天都吃牛肉盖浇饭,或者是每天都吃荞麦面等。我建议大家应该在吃饭上多花点心思,一周里面要有几天吃一些不一样的食物才会对身体健康有好处。

身体的免疫力虽然不会在短时间内下降,但是,时间一长,不均衡的饮食一定会让身体的某个地方出现问题。特别是那些单身男士,总是怕麻烦而随便吃,这样对身体健康是不好的,在吃饭上不用花过多的心思,但是也要时不时地反省一下自己的饮食习惯是否健康。

夜班护士为什么要打两小时盹

　　人类在出生的时候，身体中就有了生物钟。黎明的时候调节身体的交感神经并不活跃，沐浴了阳光起床之后，交感神经就会越来越活跃，从中午到傍晚 4 点左右，交感神经是最活跃的。

　　也就是说，如果生活比较规律的话，上午应该是人的大脑和身体最活跃的时候，也是工作效率最高的时候。从下午 4 点开始到晚上，活跃度开始逐渐降低。《养生训》中曾有记载，人应该在早上太阳升起的时候起床，晚上太阳落山天色变暗后睡觉。这就是我们人类所具有的生物钟。

　　但是，因为职业的原因，有的人无法过这样的生活。例如，像护士这个职业，每周都会有几天是值夜班的，还有大楼的保安也是一样。即使夜班的工作时间和白班的工作时间相同，夜班的工作给身体带来的负担还是比较大的。因为上夜班违背了身体本身所具有的生物钟规律，所以在某种程度上让身体一些部位感觉很勉强。

为了减轻这种负担，护士在值夜班的时候，都会替换着休息两个小时。这两个小时的打盹的时间，真的是非常绝妙的。为什么要定为两个小时呢？

健康的人，从入睡开始睡眠会逐渐由浅变深，然后进入 50～60 分钟的非快速动眼睡眠，这时人处于深度睡眠的熟睡状态，这个时候，即便稍微有些动静人也不会被吵醒。50～60 分钟的深度睡眠过后，开始进入快速动眼睡眠的浅睡眠状态。也就是说我们的睡眠每 90 分钟为一个周期。

90 分钟就是一个半小时，如果考虑这个睡眠周期的话，3 小时，四个半小时，6 小时以及七个半小时都是这个睡眠周期的整数倍，在这几个时间点醒来的话会比较清醒。但是，3 小时的睡眠时间太少了，所以最低应该保持四个半小时，尽可能保持 6 小时的睡眠时间。

　　然而由于有些工作的原因,有时候睡眠时间只有3小时,如果坚持一天或者是两天的话,还可以勉强挺过去,如果连续3天都只有3小时的睡眠的话,身体就会自然而然地要求补充睡眠。快速动眼睡眠和非快速动眼睡眠的90分钟组合被称为锚栓睡眠,所谓的锚栓就是指船的锚,这个睡眠时间是维持身体生物钟的必不可少的睡眠时间。

　　可以的话尽量躺在沙发上休息一个90分钟的睡眠周期,平躺着会让淋巴循环变好,身体也会随之而变轻松。强忍着不睡觉的话会让工作的效率变低,并且最重要的是会给身体增加很大的负担。所以在工作时也要计算一下打盹的时间。

　　因为以上的理由,设定了值夜班的护士的打盹时间。之所以设定为两个小时,是因为休息的时候并不能马上入睡,有时候要去上厕所,有时候要坐下先休息一下,还有些人虽然躺下了却不能马上睡着,考虑到这些原因,将打盹的时间定为两个小时,这个时间的设定是非常绝妙的。

减少寿命的3种职业

　　世界上有许多种职业类型，其中有数据显示有些职业的从业人员寿命比较短。排第一位的就是相扑选手，因为相扑选手为了让身体变大而大量摄入食物，他们需要故意保持肥胖的状态，因此自然而然地内脏等器官的负担就会很大。

　　并且，相扑选手在比赛的时候需要使出很大的力气，要使出很大的力气就需要摄取大量的氧气。人的身体离不开氧气，但是如果摄取过量的氧气的话对身体也不好。有研究表明，实际上正是我们身体内不可或缺的氧气是造成细胞老化的最重要的因素，该学说被称为氧气学说。

　　在三四十年之前，人类并没有认识到氧气会对身体产生危害。例如，以前如果婴儿早产的话，就会把他们放在氧气浓度接近100％的地方培育。因为大家都深信不疑，认为大量地给婴儿提供氧气会对婴儿的成长有帮助。但是，后来发现，在高浓度的氧气环境下，早产儿的视网膜神经细胞会受到损伤，从而丧失功能。因此，有很多早产儿失明。通过对这种早产儿视网膜症状多发情况的研究，发现氧气同时对人体是有害的。

并不是说不让大家吸收氧气，因为氧气在吸收过多之前对人体是必不可少的，只是过量吸收氧气的话会造成寿命缩短。正常的生活中吸收的氧气对人体是没有什么坏处的，只是像相扑选手那样过量地吸收氧气的话会让细胞过早死亡。

接下来，能让寿命缩短的第二种职业是国际航班上的飞行员。因为飞行员，特别是国际航班的飞行员，他们的工作给他们的体力增加了很大的负担。有些国际航班需要飞行 10 个小时以上，如果 10 个小时一直握着操作杆的话，淋巴的循环自然会变得不顺畅。虽然他们可以跟副驾驶员交替操作，也可以稍微休息一下，但是却很难达到身心放松的状态，特别是飞行过程中精神的紧张感是相当强的。

　　并且，飞行员也很难确保正常的作息和睡眠时间，他们每天都要面临倒时差，虽然他们也许对于倒时差已经习以为常，也知道如何快速地倒时差，但是长期处于倒时差状态本身就破坏了身体原本的生物钟，也会让人的自然免疫力下降。因此，最近，为了保证飞行员有 90 分钟的锚栓睡眠，国际航班的飞行员也要像护士那样，躺下来打 2 个小时的盹，这已经成为一项义务了。

　　第三个能让寿命缩短的职业就是医生。俗话说"医生不养生"，有时候医生们明知道对身体不好，还是会由于压力过大而大量饮酒。并且，医生的日常生活中也面临着各种各样的危险。例如，做手术的时候，有可能一不小心就用手术刀割伤自己的手指，从而引起细菌感染，进而演变成很严重的疾病。还有，放射科的医生常年被放射线照射，虽然每次的照射量很小，但是日积月累就有可能引发癌症。而那些经常接触有机溶媒的医学研究者们据说很容易得白血病。

　　以上这些只是基于统计数据给出的排名，不过这前3种职业是有共同点的。无论是相扑选手，还是飞行员或者是医生，他们的身体某些部位都面临着强大的负担，并且违背了生命本身的规律，也正因此他们的自然免疫力比较差。

职业都是自己选择的，所以也可以了解其中的难处，但是千万不要忽视自己的身体发出的信号，不管是什么工作都会有感觉很艰难的时候，为了能克服这些困难，倾听自己身体发出的声音是非常重要的。

过昼夜颠倒生活的作家

前面给大家介绍了，当我们的身体感受到早上的阳光，我们就会自然而然地醒来，同时，交感神经开始工作，我们的精神也开始活跃起来，从而开始一天的工作。

有这样一个实验观察。该实验是观察一只天生失明的老鼠，看它是如何过有规律的生活的。因为对这只老鼠来说，它天生看不见，所以无法感受到早晨的阳光，也分不清早上和夜晚。

这种状态下的老鼠并没有什么生活规律，它觉得饿的时候就会去吃东西，觉得困的时候就睡觉。它的这种生活也可以算是一种规律，但是这个规律不是恒定不变的。也就是说，它的这种生活规律是在出生后，后天养成的。

人类中也有一些人过着昼夜颠倒的生活，有一些人被称为夜间活动的人，他们夜晚一直工作到天亮，然后白天一直睡到中午过后。我曾经问过作家五木宽之等人，五木先生说他一直过了几十年这样的夜间工作的生活，但是也没有得过什么大病，身体非常健康。

一般我们都会认为，晚上工作早上睡觉会对身体不好，但是似乎也不能这样一概而论。夜间工作的人，他们的交感神经到了晚上最为活跃，因为他们数十年都保持这样的生活习惯，所以生物钟就跟着变了。

如果说已经习惯了这样的生活，并且身体很健康的话也没什么，因为不管是夜间活动的人还是白天活动的人,对于淋巴循环来说,只要保证一定的睡眠时间都是可以的。对于夜间活动的人,到目前为止还没有什么科学研究。

我非常希望试着研究一下,并不是出于医学本身的目的,因为医学的目的是为了治病救人的,如果夜间活动的人并不影响其健康,那么就不是医学的研究对象。

可是有一些人是不得不过夜间生活的。作家大多都是按照自己的意识在晚上写作的,但是比如说出租车司机等职业,他们就不得不在夜间出勤,因为这是工作需要。我认为有必要好好研究一下这些夜间工作的人,说不定昼夜颠倒的生活会给淋巴的循环带来什么障碍。如今的社会,职业和工作方式逐渐多样化,所以今后有必要进行更加细致的研究。

现代医学不能回答的问题

医学取得了飞跃性的进步,但是,仍然有三个问题是现代医学无法回答的问题。

第一个就是更年期医学领域的问题。现在大家对于更年期障碍都有了一般的认识，但是大约 20 年前，人们在某种程度上来说关于更年期障碍的领域是无人问津的，为什么大家会对更年期障碍无人问津呢？

患更年期综合征的基本上都是女性。到了中年的女性，有时候身体会出现疲乏的症状，有时候会觉得身体发热。而在当时，医生基本上都是男性，女性医生的数量是非常少的。

男性医生给女性的更年期综合征患者诊断的时候，无法理解和切身感受该病症的痛苦。虽然觉得身体很疲乏，但是检查后也没有发现身体哪里有问题。因为是眼睛看不到的疾病，所以也不会反映在数据上。因此，大部分的检查结果都是"夏天太疲惫了吧"，"是精神上引起的吧"等这样似是而非的诊断，却不能真正地理解女性患更年期综合征的痛苦。

现在更年期综合征被大家广为认识，女性的医生数量也在不断增加，但是，这个病症仍然有许多未解之谜。研究发现男性也会得更年期综合征，但是实际上却没有什么科学的依据。虽然更年期综合征是一种疾病，但是对于它的定位却很暧昧，这就是医学不能回答的很难的一个领域。

第二个是被称为"人生价值学"的领域。如果你问医生"什么是人生的价值"，恐怕医生也无法回答。在几十年前，我们那个年代，人类的寿命还不像现在这么长，日本人的平均寿命被认为是 50 岁左右。

走上社会，结婚组成家庭，等到小孩长大成人之后基本上寿命也就到尽头了。这是当时的医学考虑的范围，当时并没有考虑到人的寿命可以再延长 20 甚至是 30 年。这也是关于上述的更年期综合征的研究滞后的一个原因，因为以前人基本上在更年期前后就去世了。

但是，现在的医学是以人类可以活到 80 岁甚至是 90 岁为前提的，在这样的年代，医学就不仅仅是跟疾病作斗争了。过了 80 岁之后，人就不能再工作了，孩子们也都纷纷独立，剩下的人生自己应该以什么为目标生活呢？这是所有人都要面对的一个很严肃的命题。

"人生的价值是什么？""如何才能找到生命的意义？""人活着到底是为什么？"等诸如此类的问题成了医生们必须回答的问题。我认为回答这些问题可以拯救患者的心灵，这是作为医生的一个使命。因此，医学最终会走向哲学，现在已经到了这样的一个时代。

因此，第三个问题，也就是"死亡的医学"成为需要解决的一个问题。人类在面对死亡的时候，应该如何考虑呢？为了缓解患者对死亡的恐惧心理，我们医生可以做些什么呢？现在已经到了必须要认真思考这个问题的时代了，镰田实先生针对这个问题给出了他的答案。

治愈心灵的女医生的力量

在我所任职的信州大学医学部附属医院中，每天都有很多患者来看病。有的人说这里痛，有的人说那里不舒服，好像都是哪里有问题一样，但是我觉得大部分患者是由于内心的不安全感而来到医院的。

我是不是得了什么重病了？我的问题是不是很严重？他们会告诉医生自己内心不安的心情，而作为临床医生，认真地倾听他们诉说，并且抚平他们内心的不安，就是我们的工作。

而聆听患者的话，抚平他们内心的不安，这些可能女医生更擅长。特别是当患者是男性的时候，如果医生也是男性，总会感觉有点尴尬什么的，因为都是男性所以会有一些紧张感，心情也很难放松。

并且，男性容易拘泥于数值，为了早点知道诊断结果，所以很难慢慢地诊断。但是，如果是女医生的话，她们会很温柔地对患者解释，患者也会仔细听她们说明情况。这可能是因为女性比较擅长用语言进行交流吧。

在德国的医学界有一个叫做"语言疗法"的领域，也就是说，通过语言和对话来进行的医疗活动。

例如，假设有一位医生从小到大一直为你看病，不管是感冒还是身体不舒服的时候，你都会去这位医生那里。这位医生总是微笑着对你说："没什么大碍，我给你开点药就好了。"听完医生的话，你从医院出来之后就仿佛觉得已经好了。大家有没有这样的体验呢？这就是所谓的语言疗法。

对比男性医生和女性医生的语言沟通能力，男性医生不如女性医生。男性医生经常什么都不说，一直做 12 个小时的手术，他们虽然不善言辞，但是手术的技术确是一流的。这样的男性医生有很多。

从这个层面来讲，今后的临床医学方面女医生可能会更加活跃。进行更年期综合征检查的时候，肯定是找女医生会比较好。医学界已经不是像过去那样——清一色男性的社会，我希望女医生不断地增加。

通过语言解除人的不安全感，也可以让淋巴和血液的循环变好。虽然语言没有直接的效果，但是我认为语言和身体是有某些关系的。我们不能把身体和心灵分开考虑，只有两者都处于平衡状态，才可以称之为健康的状态。

　　按摩小腿肚的时候，比起自己亲自按摩，如果是自己的小孩给自己按摩的话会更加有效果。如果是自己可爱的孙子给自己按摩，病痛也会立马减轻。虽然这并没有什么科学的依据，但是我相信我们人类是有这样的情况的。

第六章

癌症和淋巴的关系——监视癌症的标记淋巴结（SLN）的存在

癌症会遗传吗

在健康体检的时候，经常需要填写过往病史，其中会有一栏："您的家里人有没有患过癌症的先例?"看到这个问题，总会让我们怀疑癌症是不是会遗传呢?

癌症的原因，简单说来是由于细胞核中的遗传因子受到某种刺激而发生的变异。在细胞中存在容易变异的和不容易变异的因子，而细胞本身是从父母那里继承过来的，所以从这个意义上来讲，确实是有遗传方面的因素的。

像高血压这类疾病，与其说是由于遗传造成的，不如说是大多数情况是由于生活习惯引起的。糖尿病等病也是这样的，很多人说由于自己的父亲患有糖尿病，所以自己也有糖尿病，但最终主要是因为自己跟父亲有相同的饮食习惯而造成的，而这不能归罪于父母。但是关于癌症，确实不能否认它有遗传方面的原因。

　　有的人无论怎么晒太阳都没有关系，但是有的人会由于晒太阳而得皮肤癌；还有一些人无论怎么暴饮暴食还是可以长寿不老，但是有的人会由于暴饮暴食而得胃癌。由于每个人身体内细胞的差异，有些人容易患癌症而有些人却不容易得癌症。因此，从概率上来讲，可以认为癌症这种病是容易遗传的。

　　但是，即使癌症容易遗传，也会因为人的生活和习惯的不同而发生变化。例如，吸烟容易引起肺癌，这已经在医学上得到了证明。如果细胞容易发生变异的人喜欢吸烟的话，患癌症的概率就会变高。如果父亲嗜烟如命而患了肺癌的话，孩子继承父亲的细胞也得癌症的可能性就比较大。所以，孩子不吸烟就好了，没有必要冒着得癌症的危险而吸烟。

　　所以说在健康检查的时候，需要填写的"您的家里人有没有患过癌症的先例？"这一栏不仅是为了给医生作为诊断的依据，对我们自身来讲也是一个很好的回顾的机会。如果父亲因为癌症去世的话，在写这一栏的时候并不是提醒自己以后也会得癌症，而是提醒自己回顾一下父亲的生活，如果其中有不好的生活习惯的话要进行改正。

癌症的确有遗传的因素存在，但是这只不过是概率的问题，并且，谁也不知道自己是遗传父亲的多还是遗传母亲的多，况且，还要充分考虑隔代遗传的可能性。拿体型来说，有的时候自己的体型和父亲的完全不像，却有可能跟祖父的体型很像。

因此，对于遗传只要多加注意就可以了，没有必要过度在意。

乳腺癌已经到了不用切除乳房的时代

如果是女性的话，不论是谁都有可能患乳腺癌。患乳腺癌和年纪没有关系，年轻人也有可能患这种病。以前为了完全将病灶去除，作为治疗乳腺癌的方法，基本上是把乳房完全摘除。但是，对于女性来说，摘除乳房有的时候甚至比失去生命还要痛苦。因此，从现在的治疗方式来讲，在治疗癌症的同时要尽可能地保留乳房。

实际上，通过最近得出的数据来看，如果是早期乳腺癌的话，全部摘除乳房的治疗方式和保留乳房进行治疗的情况下，5年后的生存概率几乎是相同的。

接下来我们从医学的角度来分析一下。在淋巴结中有一种被称为标记淋巴结的物质，所谓的"标记"在英语中的意思就是"监视"的意思。也就是说，这种淋巴结是在体内发生癌症的时候，一直监视着癌细胞是否会来到淋巴结中。

对于我们研究淋巴的研究者来说，如何研究和靠近这种标记淋巴结成为一个重要的课题。至今为止的癌症治疗中，在诊断中如果发现淋巴结肿大的话，就会把它摘除掉，因此无论如何都很容易将健康的部分也一起摘除。"都已经肿成这样了，所以癌症有可能已经转移了，也有可能没有转移，所以为了保险起见还是都摘除掉吧"，基本上都是根据这样的理论来做手术的（图2、图3）。

例如,患胃癌的时候,很多情况下不是只将患病部位摘除掉,而是将胃部整个摘除。这样确实可以将胃部的癌细胞全部去除,但是这之后的人生也会变得很无趣吧！因为想吃的东西不能吃,这极大地减少了人生的乐趣！

不管是什么脏器,摘除后都会对身体造成很大的影响。因为身体原本应该有的脏器被摘除后,会对整个身体带来很大的负担,换句话说,我们必须承受着巨大的身体负担而继续生活下去,我认为这样的治疗并不是真正的治疗。

对于乳腺癌来说也是一样的,当然摘除掉乳房和腋下的淋巴结之后有可能会得到治愈,但是,由于淋巴结在身体里发挥了重要的作用,摘除掉的话就需要一辈子跟浮肿作斗争了。

以前医生经常会说:"癌细胞已经摘除掉了,所以浮肿什么的就忍耐一下吧！虽然乳房没有了,但是还好命保住了。"从医学上来讲,确实是这样的,但是人的内心却没有办法如此简单地一分为二。不仅要治好患

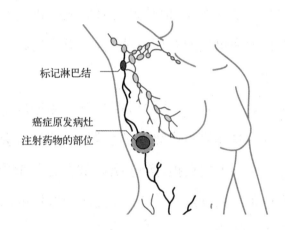

标记淋巴结

癌症原发病灶
注射药物的部位

图 2　癌症的淋巴转移中的"标记淋巴结"

什么是标记淋巴结(前哨淋巴结)?

● 它是癌症周围的淋巴液最初流到的淋巴结。

● 如果该淋巴结中没有发现癌症的转移,只需要把癌症的病灶摘
  除,一般不需要进行淋巴结的廓清手术(将淋巴结切除的外科
  治疗方法)。

● 该理论被运用在乳腺癌和恶性黑色素瘤的临床试验上。

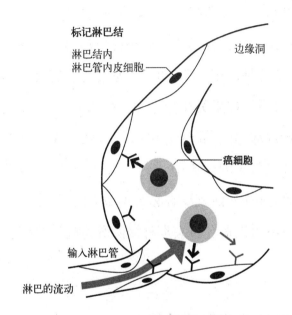

图3 标记淋巴结和癌症的转移

我们进行的研究是：由于淋巴液从癌细胞周围流过，从而使得标记淋巴结内部的淋巴管内皮细胞发生某种变化，这样的变化会不会让癌症的转移变得更加容易？

者的癌症，同时还要确保患者以后的人生能够同样精彩，这就是我们现在为什么努力研究的原因。

癌细胞的世界是非常微小的，只有数微米那么大。因此，即便是使用 PET 和 CT 等仪器也是很难早期发现的。但是，如果关注标记淋巴结的话，就有可能在早期发现癌症，并且我认为在不久的将来这一定可以实现。今后每年的体检中，都会检查标记淋巴结所发出的信号，这样的话就没有必要再做大的手术了，在任何情况下都可以避免过去那种摘除乳房的乳腺癌手术。

淋巴守卫着我们的身体

我们已经从各种角度来讨论了淋巴的作用，那么淋巴最大的作用是什么呢？淋巴结能够提早感知我们体内的问题，并且努力去治疗出现问题的部分，在预防疾病方面起到了重要的作用。

我们的大脑可以针对外部刺激马上做出反应，比如说碰到很烫的东西的时候,或者是切到手指的时候,大脑都会对这些外部环境的刺激产生反应。如果看到了某个部位流血,大脑就会提示我们要马上止血,如果触碰到热的东西,大脑就会认识到存在危险。这些都是在我们的日常生活中身体可能接触到的刺激。针对外界的攻击,我们的身体具备回避的功能。

但是,如果身体的内部环境受到攻击会怎么样呢?比如说胃中有炎症发生,或者是有癌细胞发生等等这样的情况下,针对这样的身体内部的变异和攻击,我们的身体不能像感知外部环境那样通过神经感知到他们,而淋巴的流动和淋巴结就起到了早期感知内部变异,并将该变异传递给大脑的作用,并且同时在这些发生变异的部位,淋巴细胞会集中起来跟变异的细胞作斗争。这是淋巴和淋巴结最重要的作用。

如果淋巴结不能正常发挥其作用的话,就无法察觉到身体内部的变化,而这样就会导致症状更加恶化。例如,如果淋巴告诉大脑我们的胃中有炎症的话,我们就会停止喝酒。而如果淋巴不通知我们的话,我们就会像往常一样暴饮暴食，而等我们注意到的时候就已经太迟了，所以说淋巴具有预防疾病的作用。

淋巴也可以回收我们体内的疲劳物质和异物。但是，对于淋巴结来说这是第二位甚至是第三位的作用，而淋巴结最大的作用就是维持我们身体的内部环境，我希望大家可以明白淋巴对我们身体的重要性。

为什么没有心脏癌和脑癌

我们出生的时候体重大约 3000 克，身长 50 厘米左右。从出生开始，我们体内的细胞开始爆炸性的分裂，随着细胞分裂的增加，我们的身长和体重也在不断增加。

也就是说，我们要成长，身体内所有细胞的遗传因子（DNA）上都要有引起细胞分裂的密码，但是，如果细胞无限增殖的话也会引起麻烦。如果细胞无限分裂的话，身体也会无限地增长。因此，在细胞增殖程序中,也具有控制系统,能够防止细胞的无限增殖。

但是,由于各种各样的外部刺激和体内的异常刺激,细胞增殖的控制系统有可能会出现错误,造成无法控制细胞的增殖,从而细胞开始异常增殖,这就是癌症。

例如,日本人患病率最高的癌症是胃癌。胃中的胃黏膜每天都会受到胃液(盐酸),含盐量多的食物,以及酒精等的刺激。但是,胃这个脏器具有修复损伤的功能,也就是说如果胃受到刺激和伤害会马上通过细胞分裂而进行修复。但是,这种功能有时候会引起身体内部的紊乱,从而容易造成癌症的发生。

神赐予了人类成长的功能,同时也让人类背上了得癌症的宿命,这真的是非常具有讽刺意味的一个事实。

作为引起癌症的外部刺激,比如说引起肺癌的烟草等物质,是具有诱发癌症的作用的。除了烟草之外,还有一些重金属化学物质,放射线,以及紫外线等也可以使人的 DNA 受到刺激从而诱发癌症。

　　另外，病毒是由人的 DNA 或者 RNA 自身产生的生物，如果人体感染的话也会很容易侵入人体的细胞中，从而使得细胞核中的遗传因子信息中存在混入错误程序的危险性。例如，成人 T 细胞性白血病这种疾病是一种白细胞的癌症，它就是由于病毒入侵而引起的癌症的代表性病例。

　　然而，构成心脏和大脑这两个器官的细胞，它们的分裂和增殖的遗传信息在从母体出生后被封装起来，因此心肌细胞和脑神经细胞虽然可以随着人身体的成长而变大，也可以形成回路，但是却不能分裂或者是增殖。心肌细胞和脑神经细胞本身可以变大，但却不能增殖，也就是说他们不可能得癌症。这就是为什么这两个脏器不会患癌症的理由。

　　但是，大脑却可以得脑肿瘤这样的疾病，这是由于支持大脑的细胞发生癌变，而不是脑神经细胞自身癌变所造成的。

　　另外，大脑内被认为没有淋巴系统。大脑中存在脑脊液这种物质，这是大脑为了保护自己而产生的一种水分。也就是说,只有大脑这种脏器是不会发生从血管中渗出水分的情况,因此,药物对于脑神经细胞是很难起作用的,这简直就是神赐予我们的一个非常厉害的系统。

癌症难以预防

我们经常会在大街小巷看到以下这样的广告宣传语:"吃诸如此类的东西可以预防癌症","吃这种药不容易得癌症","这样的体操可以预防癌症"等等。也有很多关于预防癌症的书籍出版。由此可见,癌症这种病多么让人害怕,但是,很遗憾的是只有类似宫颈癌等这样的一部分癌症可以通过疫苗来进行预防,除此之外,大部分的癌症是无法预防的。在上一节中给大家介绍了,我们人类在成长的过程中会不断地发生细胞增殖,在细胞增殖的过程中如果发生什么异常情况,就会患癌症。也就是说我们人类从出生那一刻就有患癌症的风险。

人类得癌症的原因有很多。比如说吃的食物，或者是太阳光中含有的紫外线等都可能会引起癌症，另外放射线也会引起癌症。以前放射线技师中就有很多得癌症的先例，而放射线这种物质是无法完全被遮蔽的。像这样的诱发癌症的物质在我们的生活中存在很多，我们已经不可能不接触这些物质而生活了。简单来说，人活的时间越长就越容易接触更多的诱发癌症的物质。也就是说，随着年纪的增长，人类得癌症的可能性也会越来越高。

当然也并不是只有人类是这样的，小猫小狗等动物也同样会得癌症。现在人们对宠物越来越重视，因此它们的寿命也在不断延长。以前宠物的寿命大概是五六年，但是现在宠物可以活到十年甚至是十五年了。因此，有些兽医反映最近小猫小狗患皮肤癌的越来越多。所以，宠物和人类一样，活的时间越长越容易得癌症。

如前所述，除了宫颈癌等那些特殊的癌症可以通过接种预防,大部分癌症还没有找到预防的方法。与其这么说,不如说其实癌症是无法预防的。如果癌症真的是无法预防的话,那么考虑及早发现癌症的方法就十分必要了。早期发现癌症的话可以及时预防癌症的转移,只要癌症不发生转移,就可以终其天年。现在的医学也正朝着这个方向发展。

正因如此,本书中提前给大家补充了淋巴研究的目标和方向。

支持你的还是自己的家人

人不论是谁都会面临死亡。大家都很清楚,这是自然的规律,但是虽然大家都明白这个事实,但是内心却依然很难接受。人类无论如何都无法摆脱对于死亡的恐惧。

如果得了癌症,医生就会告诉你生命还剩下多久,比如说医生告诉你:"你还可以再活 3 个月",心理学中在研究这个时候的心理状态。被告知还能再活多久的人首先会陷入抑郁状态，出现心情沉闷。不论身边的人跟自己说什么，无论他们做什么让自己高兴的事，不管是睡着还是醒着都会只考虑死亡这件事，这样的状态会持续大约6周。

抑郁状态过后，会出现两种情况。一种是逃避，一种是攻击。如果走向逃避的话，最终会选择自杀，我们一定要认识到其危险性。

所谓的攻击性行为就是向别人强烈宣扬自己得了癌症这件事，比如说在电视节目中曝光自己的所有私生活，或者是在杂志上将自己的病情变化一一写下来。还有些人会跟自己有相同遭遇的人积极接触，表现出跟以前完全不同的积极性。

不管属于那种情况，对于死亡的恐惧将会极大地改变人的性格。曾有一位修行数十年的得道高僧，患上了癌症。大家觉得他一定会大彻大悟，安静地迎接死亡，但是就连像这样的得道高僧，竟然也会选择让人难以置信的逃避行为。

对于临近死亡的患者来说,医生除了给他开一些缓和疼痛的药物其他的什么也做不了。作为医生,也不能轻率地说一些安慰的话,所以,这个时候就十分需要一个迎接末期癌症患者的场所了。

在人生的最后,那些能够让自己的内心得到治愈和安慰的人在自己的身边陪伴着自己,如果说有幸福的临终前时光的话,那一定是这样的。我认为在临终的时候,有自己爱的家人的陪伴是最幸福和重要的。有些患者在家人的陪伴下甚至可以延长一些生命,因为家人的陪伴能够减轻对于死亡的恐惧,这是医学和宗教都做不到的,能够做到的只有自己的亲人。

人类真的是很不可思议的动物。身体中有很多脏器存在,血液也在持续不断地流动。如果哪里的脏器出现了问题,人就会生病。从医学的角度上讲人就是这样的。但是,人类的某些特质是很难用医学来进行说明的。比如说,人有时候会有一种神奇的力量,靠精神的力量就可以治愈感冒;母亲轻轻地抚摸孩子的肚子,疼痛就会消减。

　　我认为人类拥有的这样不可思议的力量来源于淋巴。如果可以进一步了解淋巴的作用，人类就可以更加健康，也可以过得更加幸福。这并不是夸张，而是淋巴的确有这样的实力和可能性。

　　对于淋巴的研究，现在很多研究者已经不再关注了。即便是现役的医生，也有很多不知道的。并且，对于淋巴的研究也只针对极少的一部分研究者敞开，我希望能通过这本书投石问路，给该领域的研究带来一些改变。请大家一定不要忘记淋巴系统的重要性和可能性！

结 语

我经常在思考，与其让从希腊时代积累起来的关于人的身体和心灵的医学知识封藏在医学和医疗的宝库中，不如让更多的普通人了解这样的医学知识，从而来改善自己的健康状况。因此，我于平成二十二年底出版了这本《保持淋巴流通顺畅可以让你更健康》，希望在我所研究的关于淋巴流通的专业领域给大家提供更多的信息作为参考。受大家厚爱，出版一年半以来已经再版了 7 次。

　　并且听取了广大读者的意见——"希望能够出版轻便易携带的版本"，于是本次出版了这本比较轻小的文库本。在原来版本的基础上，本次出版我对一些部分进行了修改和重写。

　　所谓的生理学的精髓就在于可以解开调节人体功能构造的秘密，就像是让人理解如何保持跷跷板的平衡一样，也就是说要了解身心健康的本质就必须要来回摇晃跷跷板，给身体增加负担，然后观察身体恢复到原来状态的过程中会发出什么样的声音，我认为这是维持健康的一条近道。通过阅读本书，希望大家能够在日常生活中体验到身体在各种状态下的情况,听取自己身体发出的声音。

在本书的插图制作方面,感谢给予我极大帮助的河合佳子准教授。

并借此机会感谢主任编辑见目胜美先生,以及搭起了医学与一般读者之间桥梁的有着真知灼见的编辑合作者纲中裕之先生。

并在最后感谢出版文库本时做出了极大贡献的前原真由美女士。

2012 年 9 月

信州大学医学部教授　大桥俊夫

作者简介

大桥俊夫

　　1949年出生于日本茨城县水户市。毕业于信州大学医学部医学科，医学博士。曾任英国贝尔法斯特女王大学讲师（生理学），现任信州大学医学部教授（器官控制生理学）。2003年到2008年，5年间担任信州大学医学部部长。2006年到2008年担任日本全国医学部长医院院长会议会长，2001年开始担任日本淋巴学会理事会理事长，专注于研究和推广日本的淋巴学。研究领域为循环生理学，特别是与微小循环，淋巴循环的生理以及药理并列的病理生理学。著有《新生理科学大系16卷/循环的生理学》《标准生理学》（以上两册为医学书院出版，合著），以及《不要惹怒肝脏》（信浓每日新闻社出版，合著），《淋巴管——形态，功能和发生》（西村书店出版，合著）等多部著作。

＜执笔协助人简介＞
河合佳子

　　1966年生于日本东京。毕业于北海道大学医学部医学科，北海道大学研究生院医学研究课（外科系专攻）博士。曾担任北海道大学医学部形成外科学讲座课程，现任信州大学医学部器官控制生理学讲座准教授。研究领域为淋巴管内皮细胞的特性，以及关于癌症的淋巴结转移。著有《进行实际试验操作的基本临床技能》（丸善出版，合著）。